Clarissa v. Reinhardt

Anders Hallgren

Abschied für länger

Über den Tod unserer Hunde

Illustriert von
Katharina Rücker-Weininger

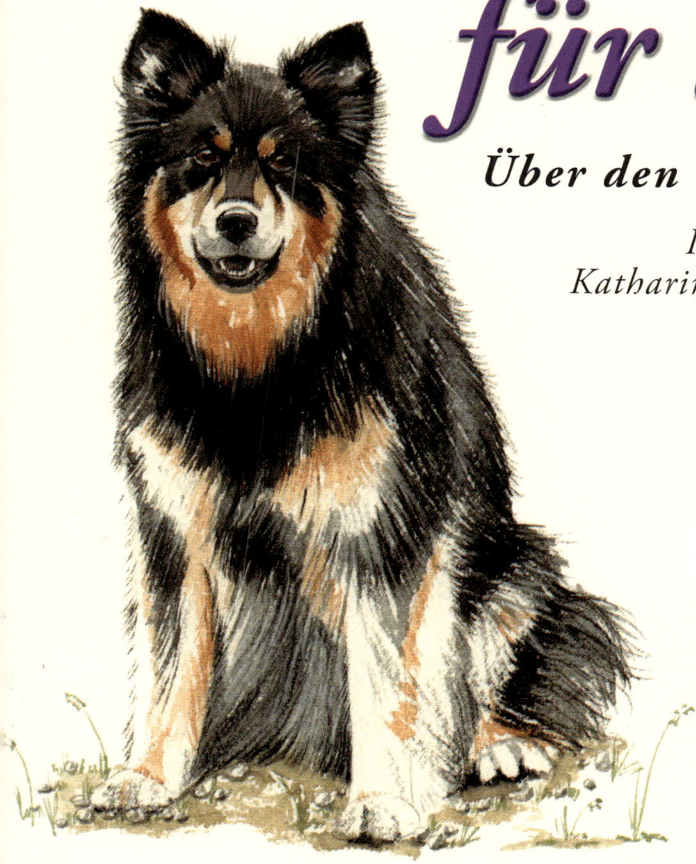

animal Learn®
VERLAG

Für
Fenja & Adele,
die gemeinsam starben
in der gleichen Stunde,

Whisky, der alleine starb,
weil seine geliebten Menschen
es nicht besser wussten,

den für alle Zeiten unvergessenen Chenook,

Ginnie, die unser Leben so unendlich bereichert hat

und alle Hunde dieser Welt,
die, die vermisst werden und die vergessenen.

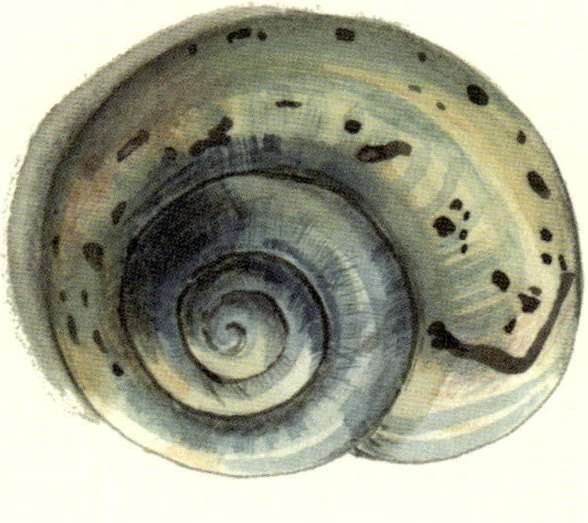

ISBN 978-3-936188-54-7

Lektorat: Susanne Artmann

Satz & Layout: Annette Gevatter, Riegel a.K.
Illustrationen: Katharina Rücker-Weininger
Druck: Druckerei Mack GmbH, Schönaich

animal learn Verlag, Am Anger 36, 83233 Bernau
email: animal.learn@t-online.de, www.animal-learn.de

– Inhalt –

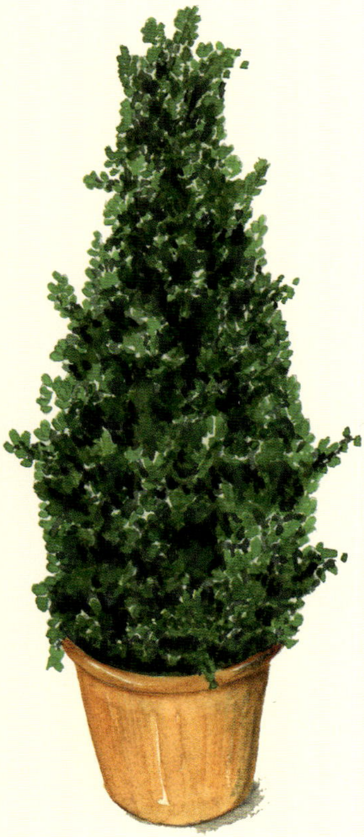

– Vorwort –
von Anders Hallgren

Dieses Buch ist als eine Stütze in der Stunde der Trauer gedacht, wenn man einen lieben Freund verloren hat. Denn genau so wie man am Beginn eines Lebens einen Helfer braucht, kann ein solcher Helfer auch sehr von Nutzen sein, wenn ein Leben zu Ende geht und man einen Verlust erleidet. Auch wenn wir wissen, dass die Trauer ein Teil des Lebens und vollkommen natürlich ist, macht das den Prozess nicht wirklich einfacher.

Etwas Unterstützung kann man bekommen, aber letztendlich trägt man die Trauer ganz allein, denn anfangs kann nichts sie wirklich verringern oder leichter erträglich machen. Aber Hilfe und Unterstützung kann sehr wichtig sein, um sie zu verarbeiten, denn dann fühlt man sich zumindest nicht so einsam. Das Gefühl, dass jemand anderes das Gleiche erlebt hat und weiß, wie es sich anfühlt, kann zu einer Linderung des eigenen Schmerzes führen, wenn die Seele in Not ist.

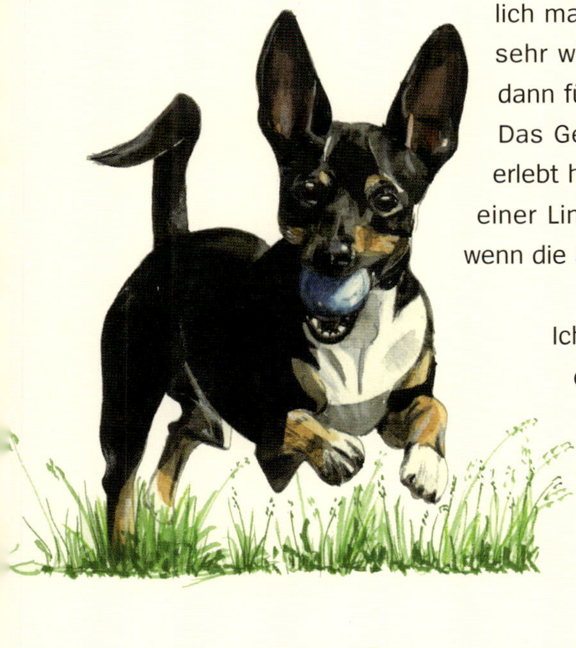

Ich weiß sehr gut, wie man sich in einer solchen Situation fühlt, und hoffe und wünsche, dass dieses Buch eine Unterstützung auf dem Weg durch die schwere Zeit der Trauer sein kann.

„Die Trauer lässt uns spüren und verstehen, dass sich etwas in der Welt verändert hat.“

Christina Wåhlin, Krankenhauspfarrerin
am Karolinska-Universitätskrankenhaus in Huddinge

– *Vorwort* –
von Clarissa v. Reinhardt

Während Anders und ich an diesem Buch arbeiten, Anders in seinem Haus in Schweden und ich hier zu Hause in Deutschland, liegt mein Rüde Chenook, der mich seit vielen Jahren begleitet, zu meinen Füßen. Solange ich schreibe, bleibt er im gleichen Raum, aber sobald ich eine Pause mache, geht er nach draußen, legt sich in die eiskalte Winterluft, manchmal sogar direkt in den Schnee, obwohl ich ihm unter dem Vordach ein dickes Deckenlager gerichtet habe. Seine Kraft lässt nach, seine Schritte sind unsicherer geworden, beim Futter ist er wählerisch, manchmal ist ihm übel und er will gar nichts fressen. Seine Medikamente will er schon seit ein paar Wochen nicht mehr nehmen, er sagt, er vertrage sie nicht mehr und seine Zeit bei uns sei bald vorbei, es blieben nur noch wenige Wochen.

Seine letzte Lebensphase hat begonnen, wir alle wissen das, die Menschen und die Tiere im Haus und auch er selbst. Wir begleiten ihn in dieser Zeit, jeder auf seine Weise. Ich habe alle Aktivitäten auf ein Minimum reduziert, um so viel wie möglich bei ihm zu sein. Es ist eine sehr intensive Zeit, ein ganz bewusstes, langsames Abschiednehmen von einem geliebten Freund, der bald für immer gehen wird.

Die anderen Hunde kümmern sich rührend um ihn und Franny, unsere alte Colliehündin, weicht ihm gar nicht von der Seite. Wo

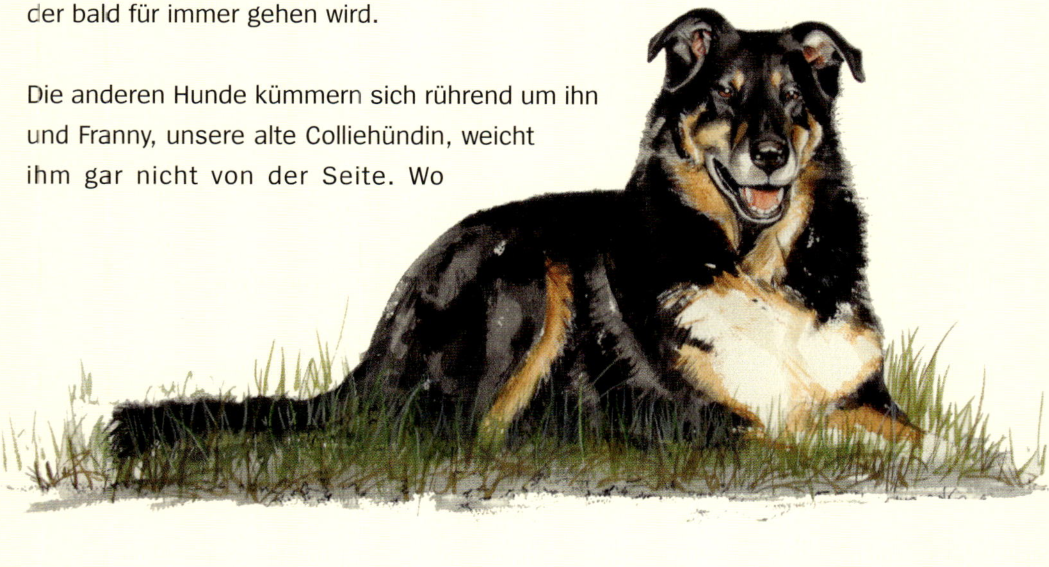

immer er hingeht, geht auch sie hin. Wenn er sich hinlegt, legt sie sich neben ihn, und wenn es ihm nicht gut geht, schaut sie besorgt zu ihm herüber. Auf die gleiche Art und Weise kümmerte Chenook sich einst um Rosie in ihren letzten Lebenswochen. Ruhig, wissend, mitfühlend, aber nicht leidend. Als sie gestorben war, verabschiedete er sich an ihrem Grab mit einem seelenvollen Blick von ihr, der jede Zeit, jede Distanz und jede Trennung überwindet. Dann drehte er sich um und ging.

Ich bin so dankbar, das alles so intensiv erleben zu dürfen. Eine ganz tiefe, tröstende Dankbarkeit ist in mir; dass wir alle wissen, was kommen wird, und uns diesem Prozess des Abschiednehmens hingeben und uns Zeit füreinander nehmen können. Wenn Chenook stirbt, wird er ein erfülltes Leben gehabt haben – und einen würdigen Abschied. Er wird nicht allein sein, sondern in meinen Armen. Seine Gefährten werden da sein und er wird zu Hause sterben, in seinem vertrauten Umfeld. Ich werde traurig sein und weinen, ein unendlicher Schmerz wird mich für eine gefühlte Ewigkeit zerreißen – aber letztendlich, nach einiger Zeit, wird die Freude darüber, dass er bei mir war, den Schmerz darüber, dass er gegangen ist, überwiegen. Und das ist gut so.

Es ist ruhig im Haus und eine ganz besondere Stimmung hat sich eingestellt. Gefühle der Trauer, Liebe, Hoffnung und des tiefen Friedens vermischen sich. Chenook schläft tief, er atmet ruhig und ich schreibe an diesem Buch, das Ihnen hoffentlich eine Hilfe ist, wenn Sie einen guten Freund auf vier Pfoten verabschieden müssen.

Wenn es im Himmel keine Hunde gibt,
dann möchte ich einmal dorthin kommen,
wo die Hunde sind.

Will Rogers

– Einleitung –

Wenn wir davon erfahren, dass jemand seinen Hund verloren hat, denken wir zunächst an den Tod, doch tatsächlich gibt es auch noch andere Arten, den geliebten Vierbeiner verabschieden zu müssen. Wenn sich zum Beispiel zwei Menschen trennen, von denen einer den Hund mitnimmt, bedeutet dies automatisch, dass sich der andere von ihm trennen muss, und wenn die Trennung zwischen den Lebenspartnern nicht einvernehmlich und friedlich vollzogen wird, ist es manchmal sogar so, dass das Haustier als Druckmittel gegen den ehemaligen Partner eingesetzt wird. Ein Besuchsrecht wird verweigert – oder nicht in Anspruch genommen, weil damit auch die ständige Auseinandersetzung mit dem Ex-Partner verbunden wäre. Besonders schlimm ist diese Art der Trennung, wenn man mit der Angst zurückbleibt, dass es dem Hund beim anderen nicht gut geht, er nicht ausreichend versorgt oder liebevoll genug behandelt wird. Oft bekommen Menschen, die diese Art von Verlust erlebt haben, zu hören, dass es doch tröstlich zu wissen sei, dass das Tier noch lebe... aber es ist kein wirklicher Trost, wenn man ständig bangt, dass es dem einstmals liebevoll umsorgten Tier nicht gut geht, und die Traurigkeit darüber muss verarbeitet werden.

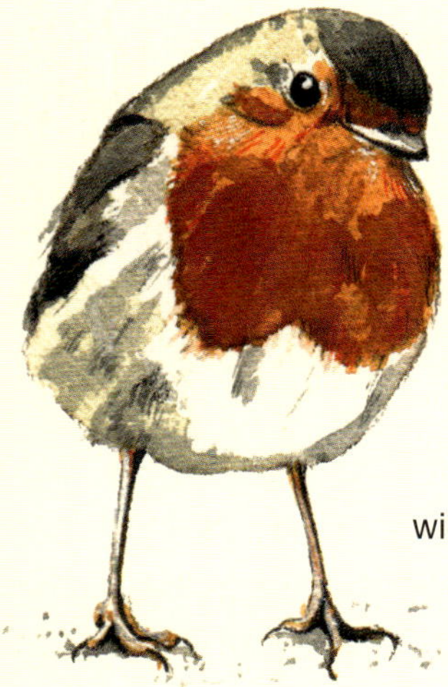

Auch wenn der Hund wegläuft und nicht wieder kommt oder sogar gestohlen wird, mischt sich in das Gefühl der Trauer auch noch die Sorge, was wohl aus ihm geworden ist. Schon oft haben wir von Menschen, denen das passiert ist, den Satz gehört: „So furchtbar es sich anhört, aber ich wäre froh, wenn ich wüsste, dass er tot ist, dann hätte ich wenigstens Gewissheit." Die Ungewissheit über den Verbleib des Hundes, die sich mit dem Hoffen und Bangen vermischt, ob er nicht doch wie durch ein Wunder nach Tagen, Wochen oder sogar Monaten wieder auftaucht, und dem Gefühl der Schuld, weil man vielleicht zu nachlässig war, dieses und jenes nicht hätte tun oder eben doch hätte tun sollen usw., ist oft noch schwerer zu ertragen als eine endgültige Todesnachricht, mit deren Unausweichlichkeit man sich irgendwann abfinden kann.

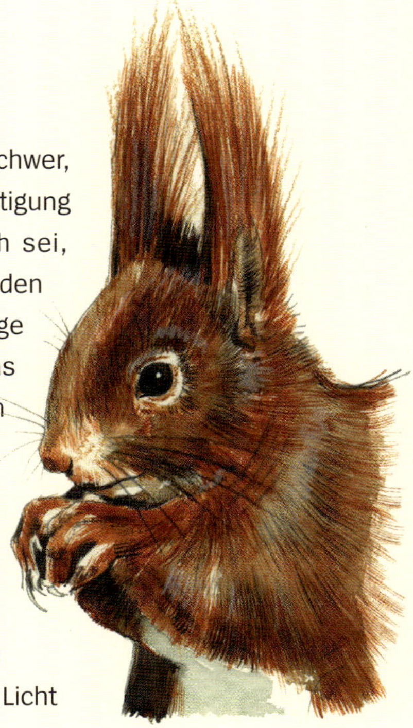

Die Trauer ist auf den ersten Blick erschreckend und schwer, aber sie ist wichtig; denn zum einen ist sie eine Bestätigung dessen, dass man den Abschied, wie bitter er auch sei, akzeptiert hat, und zum anderen stellt die Trauer auch den Abschluss einer Epoche dar. Sie beinhaltet die wichtige Bearbeitung eines schweren Verlustes, denn so etwas Großes und Forderndes wie den Verlust eines guten Freundes kann die Seele nicht ohne weiteres erfassen. Er muss in Gedanken und Gefühlen wieder und wieder verarbeitet werden, so lange, bis die Erinnerungen an denjenigen, den man verloren hat, soweit zusammen geschmolzen sind, dass das Schwere leichter zu ertragen ist, dass das Bittere wieder der Süße des Lebens weicht und dass die Dunkelheit begonnen hat, vor dem Licht zu versinken.

Ohne dass die Trauer bearbeitet werden konnte, kann sie nicht vollständig aus der Seele und dem Körper verschwinden. Unbearbeitet wird sie sich immer wieder in unterschiedlichen Formen zeigen, wie zum Beispiel dem Unvermögen, mit zukünftigen Verlusten und Schwierigkeiten umzugehen, in Melancholie und Depressionen, in Problemen, sich an andere lebende Wesen zu binden, in Alpträumen oder anderen Symptomen nicht aufgearbeiteter Trauer.

Obwohl die Trauer schwer ist und die meisten Menschen ihr am liebsten entfliehen würden, ist es also dennoch wichtig, sich ihrer anzunehmen, den Stier sozusagen bei den Hörnern zu packen und sie zu durchleben. Denn erst, wenn sie vorbei ist, aufgearbeitet und verpackt im Archiv der Erinnerungen, erst dann ist man wirklich bereit, sich auf eine neue Beziehung in ihrer ganzen Tiefe einzulassen.

Letztendlich kommt also niemand um die Trauer herum, keinen verschont sie, mit Ausnahme vielleicht derjenigen, die keine Empathie empfinden und keine tiefgehenden Beziehungen eingehen können –, was sich sicher niemand für sich selbst wünscht.

Oft ist es sogar so, dass die, denen diese Gefühle abhanden gekommen sind, in ihrer Kindheit von einem so gewaltigen Verlust betroffen waren, dass die Trauer darüber ihr Vermögen, als Erwachsene Trauer zu empfinden, vollständig lahm gelegt hat.

Tröstlich ist, dass jedwede Trauer nicht auf einmal kommt, denn das könnte die Seele nicht verkraften. Verschiedene Mechanismen wie Verdrängung, Verleugnung, Ablehnung und Wut tragen dazu bei, dass die Trauer portioniert unterschiedliche Stadien und Phasen durchläuft, weshalb sie auch nicht immer gleich aussieht.

Da jeder Mensch schon irgendwann in seinem Leben mit dem Verlust eines geliebten Wesens konfrontiert war, erinnern wir uns an diese Phasen und das hat etwas Tröstliches; denn dadurch wissen wir, dass diese lähmende Traurigkeit nach einiger Zeit nachlässt, schließlich ganz verschwindet und dann Platz für die schönen Erinnerungen lässt.

Beschäftigen wir uns aber zunächst damit, die einzelnen Sterbephasen kennen zu lernen, die der Organismus durchläuft, ehe er schließlich ganz stirbt.

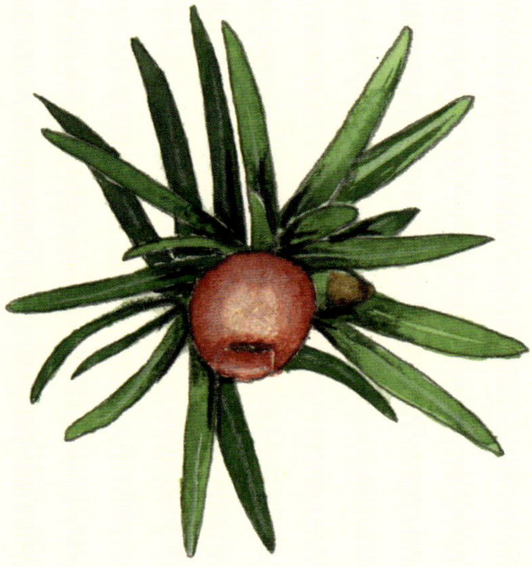

– Die Sterbephasen und der Tod –

Selbstverständlich kann es passieren, dass ein Tier sehr plötzlich aus dem Leben gerissen wird. Eben sind wir noch spazieren gegangen, Minuten später ist unser Hund tot, weil er zum Beispiel von einem Auto überfahren worden, beim Wandern eine Steilwand herabgestürzt oder in einem Kanal ertrunken ist. In diesen Fällen tritt der Tod schnell ein und wir haben keine Gelegenheit, uns allmählich auf ihn einzustellen und vorbereitet Abschied von unserem vierbeinigen Freund zu nehmen.

Stirbt unser Hund aber eines natürlichen Todes, gibt uns dies die Zeit, ihn und uns auf den Abschied und seinen Übergang in eine andere Daseinsform vorzubereiten. Hierzu ist es hilfreich zu wissen, dass beim Sterbeprozess fünf verschiedene Sterbephasen durchlaufen werden, in denen wir unseren Hund helfend begleiten können. Das Durchlaufen dieser Phasen kann mehrere Tage oder auch länger dauern, insbesondere die erste Phase kann sich sogar über Wochen oder Monate hinziehen.

Bei der Beschreibung der einzelnen Phasen haben wir die Farben genannt, die laut der Lehre von der Farb- und Lichttherapie unterstützend wirken. Die Farb- und Lichttherapie ist eine der ältesten Heilmethoden, die bei Mensch und Tier angewendet werden kann, denn schon seit Jahrtausenden ist bekannt, dass Licht und Farbe eine tiefgreifende Wirkung auf Psyche und Körper haben. Licht und Farbe können anregend, ausgleichend oder beruhigend wirken, die Selbstheilungskräfte unterstützen und energetische Prozesse beschleunigen.

Die erste Phase

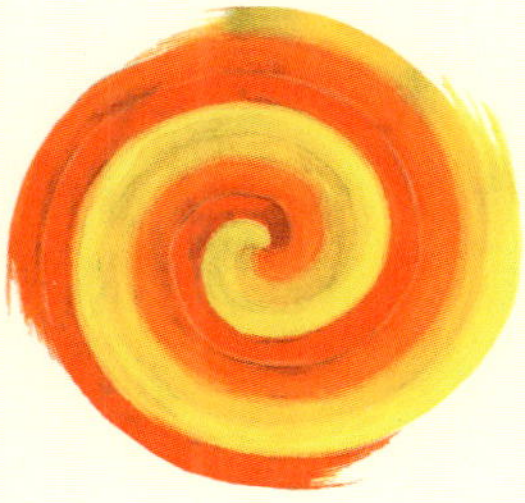

Die erste Phase wird als solche oftmals gar nicht wahrgenommen, denn der Hund ist zwar in seiner Bewegungsfreiheit und manchen anderen Körperfunktionen eingeschränkt, wirkt manchmal abwesend und kann sich nicht mehr so gut konzentrieren, nimmt ansonsten aber am Leben teil, frisst und trinkt gut und möchte auch noch gern spazieren gehen. Uns wird nur allmählich bewusst, dass er nicht mehr ganz „der Alte“ ist, und wir beginnen uns zu fragen, wie lange er wohl noch zu leben hat. Eine Antwort auf diese Frage gibt es zu diesem Zeitpunkt aber nicht, unser Hund kann noch Wochen oder viele Monate, vielleicht sogar ein bis zwei Jahre leben. In dieser Phase können wir unseren Hund mit den Farben Gelb und Orange unterstützen.

Die zweite Phase

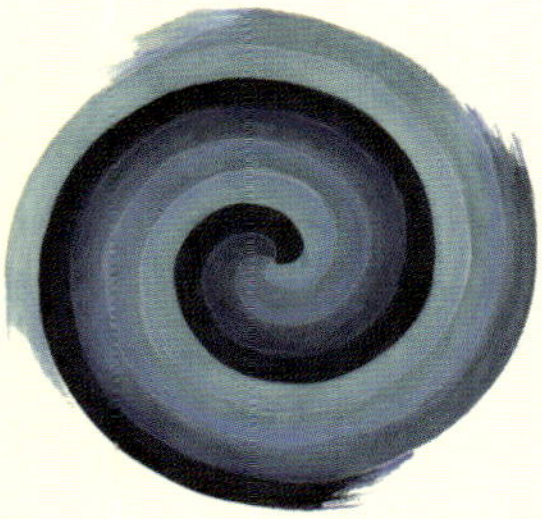

Unser Hund zieht sich zunehmend zurück, sucht sich ungestörte Plätze und Ruhe und schläft sehr viel. Er meidet grelles Licht, Lärm und Hektik, indem er den Raum verlässt, wenn es ihm zu viel wird. Kot- und Urinabsatz sind nicht mehr vollständig kontrollierbar, manchmal liegt der Hund sogar in seinem eigenen Urin und/ oder Kot, scheinbar ohne es zu bemerken. Der Appetit lässt deutlich nach, manchmal wird die Nahrung sogar vollständig verweigert. Der Körper ernährt sich jetzt von seinen Reserven, die Muskeln nehmen ab, der Hund fällt ein. In dieser Phase tut unserem Hund eine 30-minütige Farblichtbestrahlung mit Blau gut.

Die dritte Phase

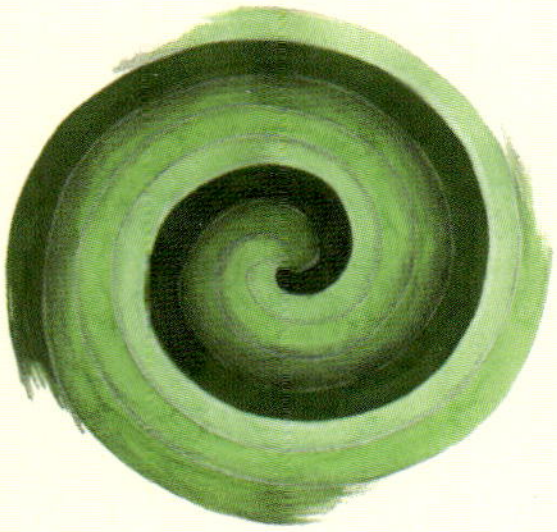

Unser Hund blüht wieder auf! Die verbliebenen Lebensenergien sammeln sich, der Hund steht wieder auf, geht zum Beispiel in den Garten oder eine kleine Runde spazieren und man hat das Gefühl, als sei der eben noch Totgeweihte wieder zu neuem Leben erwacht. Diese Phase dauert jedoch nur wenige Minuten bis Stunden an, dann folgt leider der Zusammenbruch. In dieser Phase können wir unserem Hund mit einer Farblichtbestrahlung von ca. 30 Minuten Dauer mit grünem Licht helfen, gut auch im Wechsel mit Blau und Orange.

Die vierte Phase

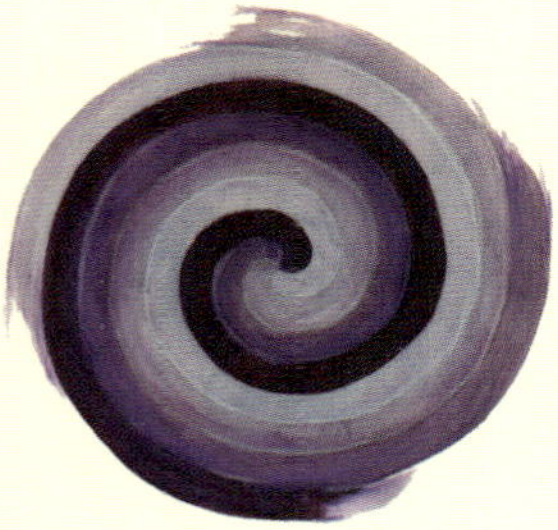

Unser Hund ist sichtlich erschöpft, seine Lebensenergie weicht. Der Atem wird flacher, vor dem Einatmen kommt es zu längeren Pausen, während es deutlich weniger zu hören und zu spüren ist als das Ausatmen. Puls und Herztätigkeit werden schwächer. Diese Phase dauert 30 Minuten bis ca. vier Stunden an, der Körper ist dem Tod näher als dem Leben.

Dunkelviolettes Licht in einem leicht (!) abgedunkelten Raum hilft unserem Hund in dieser Phase.

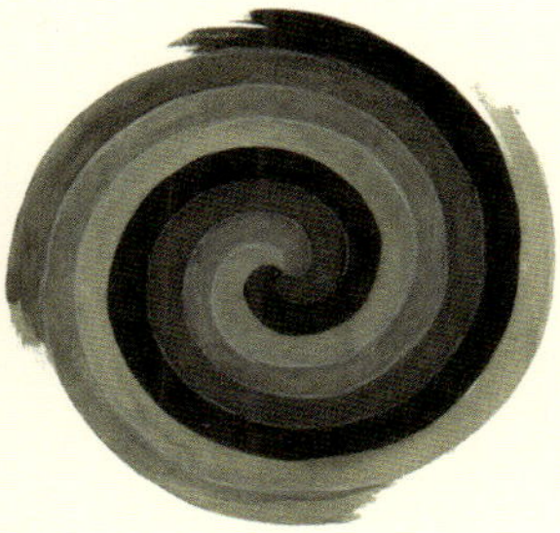

Die fünfte Phase

Unser Hund stirbt. Die Körperfunktionen werden eingestellt, die Seele trennt sich vom Körper und das irdische Leben erlischt. Es ist wichtig, unseren soeben verstorbenen Hund noch eine Weile ruhig auf seinem Platz liegen zu lassen, damit die Trennung von Körper und Seele ohne Störungen vollzogen werden kann. Der Körper unseres Hundes fühlt sich noch warm an, wenn wir ihn ein letztes Mal streicheln, und wir haben deutlich das Gefühl, als sei er noch im Raum.

Zusammenfassend hier noch einmal die typischen Anzeichen für einen bevorstehenden Sterbeprozess:

- Das Tier hört auf zu fressen und wird schwächer. Das Aufstehen fällt schwerer und der Gang ist unsicher bis wackelig. Dies kann so weit gehen, dass der Hund sich an die Wand oder einen Gegenstand anlehnt, um Halt zu finden, oder sogar kurzfristig zusammenfällt.
- Durch das Sammeln der noch vorhandenen Lebensenergie kommt es zu einem erneuten Aufleben. Es scheint, als würde sich unser Hund wieder erholen.
- Der Hund sitzt oder liegt vor der Wasserschüssel, scheint durstig zu sein, trinkt aber nur wenig bis gar nichts.
- Er sucht sich einen Rückzugsort, an dem er bis zu seinem Tod bleiben möchte.
- Die Körpertemperatur senkt sich, der Hund fühlt sich kühl an, möchte aber nicht gewärmt werden.
- Der Körper schüttet schmerzstillende Opiate aus und der Stoffwechsel kollabiert, was durch Acetongeruch wahrnehmbar ist.
- Das Atmen verlangsamt sich und wird flacher, insbesondere das Einatmen wird langsamer.
- Die Augen wirken eingefallen und der Blick schweift ins Leere.

Die einzelnen Sterbephasen können von Hund zu Hund sehr unterschiedlich durchlebt und erfahren werden. Der Charakter spielt hierbei zum Beispiel eine Rolle (ist der Hund eher in sich ruhend und gefestigt oder ängstlich und nach Hilfe suchend?), aber auch das soziale Umfeld, denn Hysterie, übergroße Sorge und ein ständiges Lamentieren des Halters können die Sterbephasen stören, indem sie Angst, Verwirrtheit und Unsicherheit beim Hund auslösen.

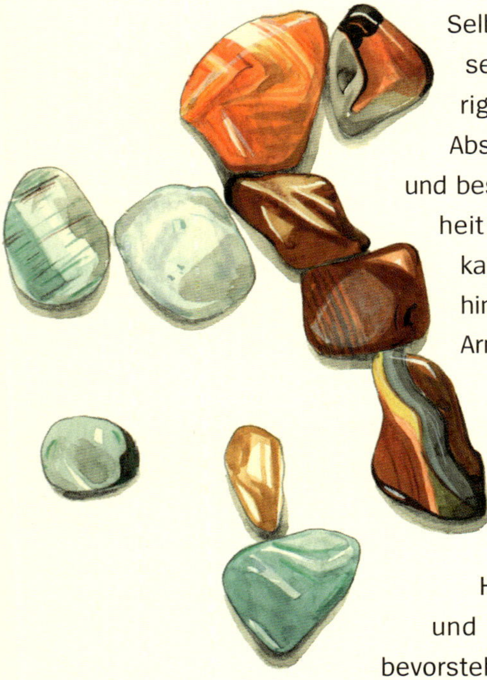

Selbstverständlich werden Sie traurig sein, aber lassen Sie sich nicht in diese bleierne, lähmende Traurigkeit fallen, die es Ihrem Hund schwer macht, Abschied zu nehmen. Versuchen Sie lieber, ihm ruhig und besonnen beizustehen, denn desto mehr Gelassenheit und Zuversicht Sie ausstrahlen, desto ruhiger kann er gehen. Im besten Fall kann Ihr Hund sanft hinüber gleiten und stirbt liebevoll begleitet in Ihren Armen.

Bis es soweit ist, können Sie ihn unterstützen. Neben der klassischen Schulmedizin, die Ihrem Hund hilft, körperliche Probleme in den Griff zu bekommen, gibt es die Farb- und Lichttherapie, Homöopathie, Aromatherapie, Edelsteintherapie und viele weitere Möglichkeiten, Ihrem Hund den bevorstehenden Wechsel in eine andere Daseinsform zu erleichtern. Sprechen Sie mit einem Tierarzt oder einem anderen seriösen Heilkundigen darüber, der in alternativen Heilverfahren ausgebildet ist.

Die wichtigste Hilfe ist jedoch, Zeit für ihn zu haben. Bestimmt ist Ihnen schon aufgefallen, dass ein alter und/ oder kranker Hund anhänglicher ist und mehr die Zuwendung und Nähe seines Halters braucht als ein junger und gesunder. Wenn ein Hund spürt, dass sein Leben in absehbarer Zeit zu Ende geht, steigert sich diese Anhänglichkeit nochmals. Machen Sie

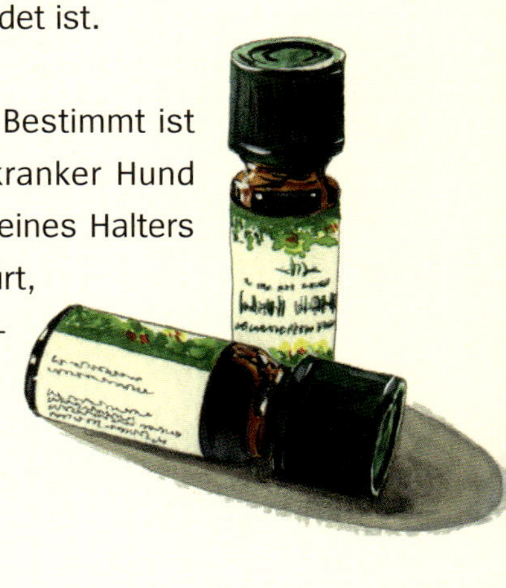

ihm also das Geschenk, für ihn da zu sein. Bleiben Sie in seiner Nähe, so dass er Kontakt aufnehmen kann, wenn er es möchte.

Manche Hundehalter argumentieren, man könne aber schließlich nicht den ganzen Tag neben dem Hund sitzen und müsse auch seinem normalen Alltag nachkommen. Ja, es ist richtig, Sie können – und sollten! – nicht den ganzen Tag neben dem Hund sitzen, denn das würde sowohl ihn als auch Sie eher verrückt machen als helfen. Aber in der Nähe zu sein und dem Gegenüber zu vermitteln, dass man da ist, wenn man gebraucht wird, tut gut. Auch einem Hund. Und ein Kinobesuch, der wöchentliche Stammtisch oder nicht ganz so wichtige Termine können auch zu einem späteren Zeitpunkt noch erledigt werden... Ihr Hund hingegen ist schon bald nicht mehr bei Ihnen. Vertrösten Sie ihn also lieber nicht auf später.

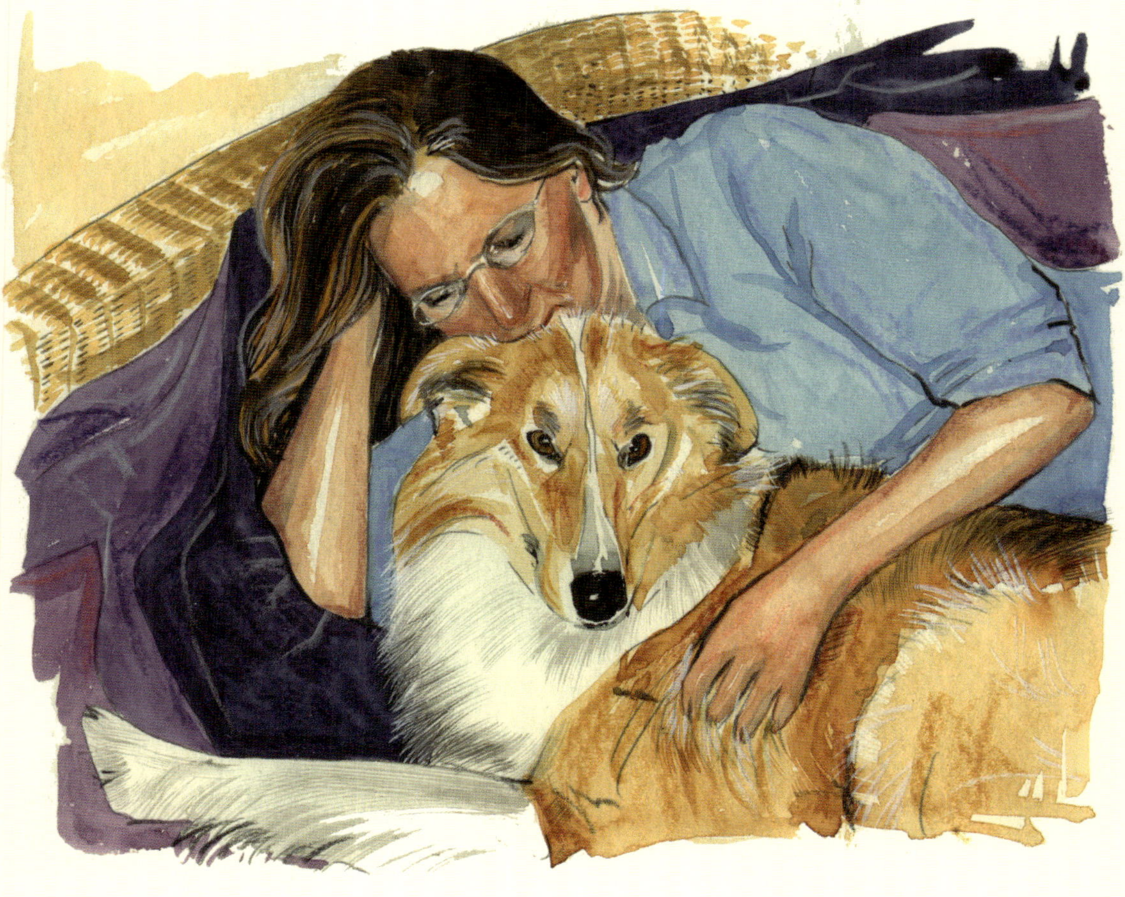

– Die Euthanasie –

Leider stirbt nicht jeder Hund so ruhig und friedlich wie in den zuvor beschriebenen Sterbephasen. Wenn der Hund starke Schmerzen hat und keine Aussicht auf Besserung besteht, können wir ihm einen letzten Liebesdienst erweisen, indem wir seinen Sterbeprozess beschleunigen und ihn einschläfern lassen. Diese Entscheidung birgt aber natürlich auch die Gefahr, zu früh einzugreifen, weshalb man sich unbedingt von einem erfahrenen Tierarzt und/ oder einer Person seines Vertrauens beraten lassen sollte. Sprechen Sie zum Beispiel mit einem Freund, der Ihren Hund gut kennt und seinen Zustand einschätzen kann, und beraten Sie sich innerhalb der Familie. Das werden keine einfachen Gespräche sein, denn letztendlich versuchen die meisten Menschen, nicht über den Tod nachzudenken, und die Konfrontation mit dem bevorstehenden Tod des eigenen Hundes drängt automatisch auch Gedanken über unsere eigene Vergänglichkeit auf. Das kann Ängste auslösen und dazu führen, dass man sich überhaupt nicht mit dem Thema befassen will, sondern es am liebsten so weit weg wie möglich schieben möchte. Seien Sie also behutsam mit sich selbst und anderen, wenn die einzelnen Meinungen und Standpunkte vertreten und gegeneinander abgewogen werden.

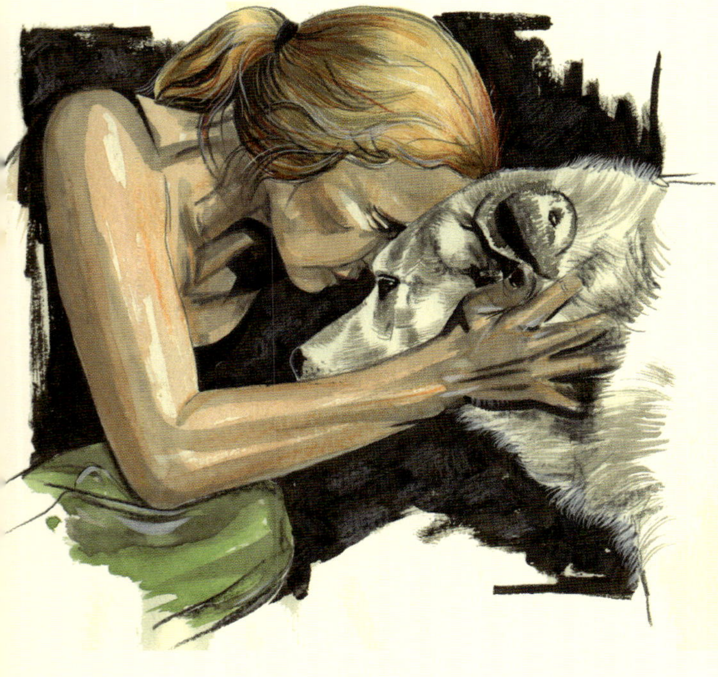

Schließlich können Sie auch eine Art innere Zwiesprache mit Ihrem Hund suchen und ihn fragen, ob er gehen möchte. Die meisten Hundehalter kennen diese Augenblicke der tiefen inneren Verbundenheit, in denen Worte überflüssig scheinen und nur grenzenloses Vertrauen und tiefes Verstehen zwischen Mensch und Tier die Kommunikation bestimmen. Es ist, als würde man ohne die Missverständlichkeit der Worte miteinander reden. Vielleicht entsteht ein Blickkontakt, der die wichtigste aller Fragen beantwortet, vielleicht sagt ein Schwanzwedeln beim nächsten kleinen Rundgang durch den Garten, dass es noch nicht an der Zeit ist. Achten Sie auf die Zeichen und vertrauen Sie auf die Liebe zwischen Ihnen und Ihrem Hund.

Die Euthanasie soll eine Hilfe für das Tier sein und darf keinesfalls als Möglichkeit eingesetzt werden, einer vielleicht schwierigen, unbequemen Lebensphase eines alternden Hundes auszuweichen. Wird der Hund zum Beispiel zum Pflegefall, hat er es verdient, dass wir uns um ihn kümmern. Ein alter Hund braucht häufig mehrere kleine Mahlzeiten täglich, kann den Urin nicht mehr so zuverlässig oder auch gar nicht mehr halten, hat Herz-Kreislauf-Beschwerden oder andere Krankheiten, die der Behandlung bedürfen usw. Das alles bringt zwar vermehrte Arbeit mit sich, ist aber kein Grund, einen Hund einzuschläfern. Ganz im Gegenteil befindet er sich jetzt in einer Lebensphase, in der wir ihm durch Fürsorge, Pflege und Rücksicht zeigen können, wie tief unsere Liebe zu ihm ist.

Die Euthanasie sollte wirklich nur für eine Situation vorbehalten sein, die das Leben zur Qual werden lässt, ohne Hoffnung auf Besserung. Das Wort Euthanasie stammt übrigens aus dem Griechischen und wird abgeleitet aus „eu“ („schön“) und „Thanatos“ („Tod“), wörtlich übersetzt sprechen wir also von einem schönen Tod, womit ein Tod ohne langes Leiden gemeint ist. So betrachtet ist es gut, dass wir die Möglichkeit haben, unserem Freund zu helfen, wenn sonst keine Hilfe mehr möglich ist.

Damit dieser Tod wirklich eine Hilfe ist, gilt es einiges zu beachten. Zunächst sollte man sich Gedanken darüber machen, wo der eigene Hund seine letzten Lebensmomente verbringen sollte. Sicher gibt es Notfallsituationen, zum Beispiel nach einem Unfall, in denen man den Hund beim Tierarzt von seinen Leiden erlösen muss. Hat man aber genug Zeit vorauszuplanen, sollte es nicht ausgerechnet dieser Ort sein, an dem er sein Leben zu Ende bringt, denn für die meisten Hunde ist die Tierarztpraxis mit unangenehmen Erinnerungen und Angst verbunden.

Wir haben uns immer dafür entschieden, unsere Hunde zu Hause sterben zu lassen, in ihrem vertrauten Umfeld, dort wo sie gelebt haben und im Kreise ihrer menschlichen und tierlichen Freunde. Wäre das nicht auch für uns ein tröstlicher

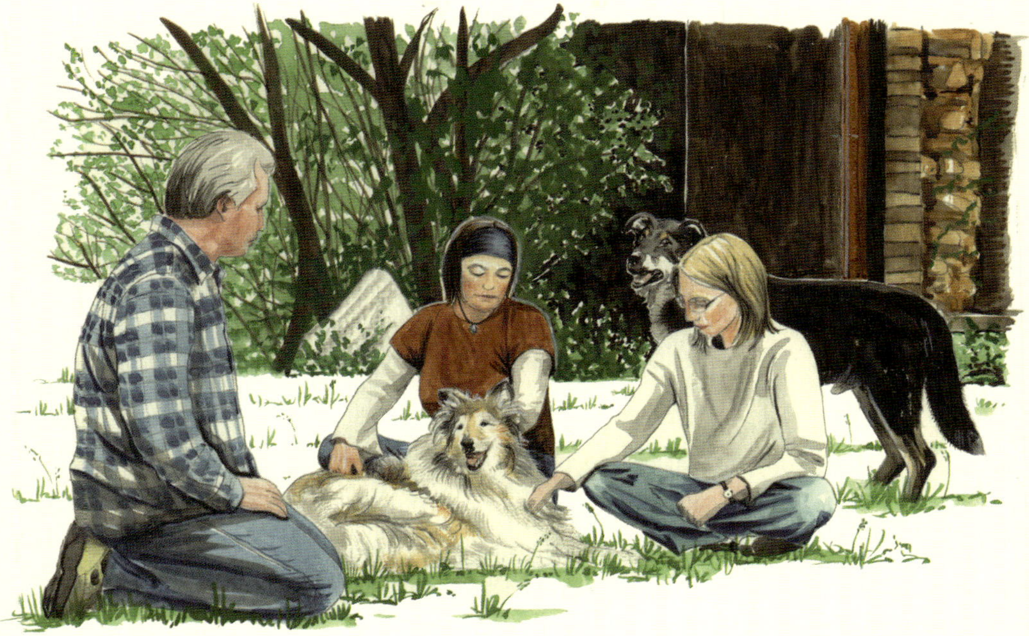

Gedanke? Wenn es einmal so weit ist, zu Hause, im eigenen Bett oder im Sommer auf einer Liege im Garten, umringt von den Menschen und Tieren, die uns so viel bedeuten, gehen zu dürfen? Hätten wir auf unserem Lebensplan einen Wunsch für unser Ende frei, der wäre es.

Suchen Sie einen Ort aus, an dem sich Ihr Hund immer sehr wohl gefühlt hat. Gibt es zum Beispiel einen Baum im Garten, unter dem er immer gerne lag, oder hat er einen Lieblingsplatz im Haus? Beobachten Sie Ihren Hund, vielleicht wählt er diesen Platz auch selbst aus.

Sie sollten möglichst schon im Vorfeld mit Ihrem Tierarzt darüber gesprochen haben, dass Sie einen Hausbesuch wünschen, wenn Ihr Hund einmal eingeschläfert werden muss. Sollte er einen solchen Hausbesuch ablehnen, lassen Sie sich nicht von fadenscheinigen Begründungen beeindrucken, sondern suchen Sie sich einen Kollegen, der die Angelegenheit mit mehr Feingefühl angeht.

Es gibt verschiedene Mittel, mit denen eine Euthanasie herbeigeführt werden kann. Ein tierschutzgerechtes Präparat ist Eutha® 77, das aus dem Wirkstoff Pentobarbital besteht. Deutlich kritischer sind Präparate zu bewerten, die aus einem Mischcocktail verschiedener Substanzen bestehen und nicht eindeutig dem Wirkprinzip der Narkose folgen. Zu ihnen zählt unter anderem T61, das narkoseähnliche Substanzen und eine curareähnliche Komponente enthält. Curare ist als Pfeilgift der südamerikanischen Indianer bekannt geworden, es führt zu einer Muskel- und somit auch Atemlähmung und in Folge zum Tod durch Ersticken. Wenn die narkoseähnlichen Substanzen in T61 erst nach der curareähnlichen Komponente wirken, wird der Hund bei vollem Bewusstsein, aber gelähmt, seinen eigenen Erstickungstod erleben. Und genau diese Wirkungsabfolge ist bei T61 strittig, weshalb es in den USA schon seit Jahren vom Markt genommen wurde. Gehen Sie also kein Risiko ein, sondern bitten Sie Ihren Tierarzt, dieses oder ähnlich strittige Mittel nicht zu verwenden.

Auch das Procedere ist von entscheidender Bedeutung. Ihr Tierarzt sollte sich wirklich Zeit nehmen, denn nichts ist in dieser Situation unwürdiger als eine Einschläferung zwischen „Tür und Angel“, weil der nächste Hausbesuch schon wartet oder die Sprechstunde gleich beginnt. Deshalb sind die Abendstunden oft sinnvoll, wenn der normale Betrieb in der Praxis abgearbeitet ist und keine weiteren Termine anstehen.

Ihr Hund erhält dann zunächst eine Narkose, die ihn tief schlafen lässt, so als ob er für eine Operation vorbereitet wird. Erst wenn diese Narkose wirkt und Ihr Hund wirklich tief schläft, wird eine tödliche Überdosis entweder intravenös oder direkt ins Herz gespritzt. Innerhalb weniger Minuten kommt es zu einer kompletten Ausschaltung des Bewusstseins, zum Atem- und Herzstillstand und schließlich zum Hirntod. Der Körper Ihres Hundes erschlafft und sie merken, wie seine Lebensenergie allmählich entweicht.

Erlauben Sie bitte keinesfalls, dass Ihr Hund die tödliche Überdosis direkt über einen Venenzugang gespritzt bekommt, ohne vorher eine Narkose erhalten zu haben. Manche Tierärzte behaupten, der Tod werde so schnell herbeigeführt, dass dies für den Hund keinen Unterschied mache – aber das stimmt nicht! Wird die Überdosis ohne vorherige Betäubung gegeben, erlebt der Hund seinen Herztod bei vollem Bewusstsein, er bäumt sich mit aufgerissenen Augen auf, ringt nach Luft und sinkt schließlich in sich zusammen. Der Tod tritt oft von wilden Zuckungen begleitet ein. Ein solcher Todeskampf ist alles andere als eine „Einschläferung“ und traumatisiert den Halter oft für Jahre. Ein befreundeter Landwirt erschoss seine 17-jährige Schäferhündin, als ihr Leben nur noch von Schmerz erfüllt war. Als er gefragt wurde, warum er sie nicht durch den Tierarzt hat sanft einschlafen lassen, berichtete er von der Euthanasie seines vorherigen Hundes, die auf genau diese unerfreuliche Art und Weise abgelaufen war. Mit tränenerstickter Stimme sagte er, er werde nie wieder zulassen, dass eines seiner Tiere so qualvoll sterben muss. „Dann lieber ‚bumm' und sofort weg, auch wenn es mir das Herz zerreißt", sagte er.

Sorgen Sie also durch ein rechtzeitiges Gespräch mit Ihrem Tierarzt dafür, dass Ihr Hund wirklich schmerzfrei und bei ausgeschaltetem Bewusstsein gehen darf, und seien Sie darauf vorbereitet, dass es nach der finalen Injektion eventuell noch zu Reflexen und Zuckungen, manchmal auch zu einem letzten tiefen Seufzen oder Ausatmen kommt, obwohl Ihr Hund schon für tot erklärt wurde. Hierbei handelt es sich nicht mehr um echte Lebenszeichen, sondern lediglich um Reaktionen auf die zuletzt gesendeten Signale der Schaltzentrale im Gehirn. Manchmal kommt es übrigens durch die Muskelerschlaffung auch zu einem Austritt von Kot und/ oder Urin, weshalb Sie Ihren Hund auf eine Unterlage legen sollten.

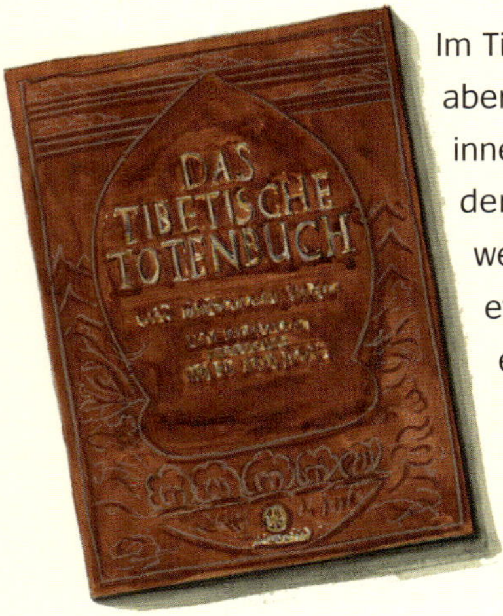

Im Tibetischen Totenbuch steht, dass der Sterbeprozess jetzt aber noch nicht beendet ist. Hier wird von der „äußeren und inneren Atmung" berichtet, womit der Unterschied zwischen der körperlichen und geistigen Präsenz gemeint ist. Auch wenn Ihr Hund also körperlich tot ist, ist er geistig noch für etwa 20 bis 30 Minuten stark spürbar. Viele Hundehalter erleben diese Zeit als sehr intensiv und haben das Gefühl, ihrem Tier jetzt noch alles sagen zu können, was sie ihm mit auf den Weg geben möchten. Schließlich wird die Lebensenergie immer weniger greifbar und nach einigen Stunden setzt die Leichenstarre ein.

Wenn einer unserer Hunde gestorben ist, haben wir diese letzte intensive Phase für eine Zeremonie genutzt, die inzwischen zur Tradition geworden ist, wenn uns ein geliebtes Tier verlässt. Wir legen unseren Hund auf eine seiner Decken, stellen Kerzen um ihn herum auf, kochen eine große Kanne Tee und setzen uns auf den Boden zu ihm. Wir sprechen über alle wichtigen Ereignisse aus seinem Leben und darüber, wie er zu uns kam, was wir von ihm lernen konnten und wie viel er uns

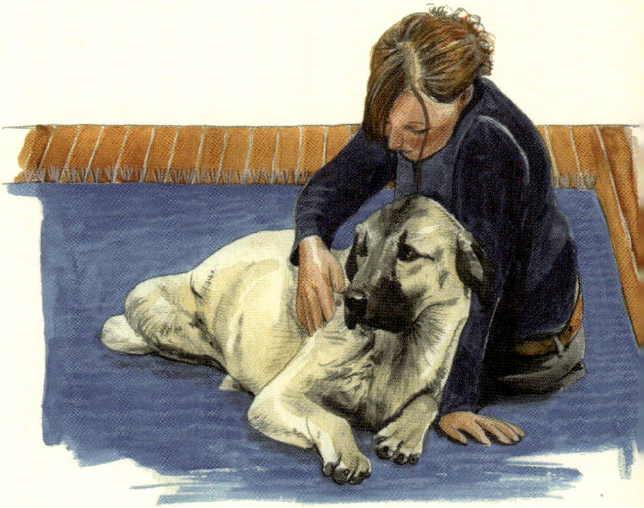

bedeutete. Natürlich müssen wir weinen, manchmal aber auch lachen und oft vermischen sich die Tränen der Trauer mit denen der Freude.

Der folgende Text kommt uns dabei oft in den Sinn:

Der Tod bedeutet nichts. Er zählt nicht. Ich bin nur nach nebenan gegangen. Nichts ist geschehen. Alles bleibt genau, wie es war. Ich bin ich, und Ihr seid Ihr, und das alte Leben, das wir in so herzlicher Gemeinsamkeit geführt haben, ist davon unberührt und bleibt unverändert. Wir sind füreinander nach wie vor, was wir immer waren. Nennt mich mit dem alten vertrauten Namen. Sprecht von mir ebenso unbeschwert wie sonst auch. Ändert Euren Ton nicht. Tragt keine feierliche oder traurige Miene zur Schau. Lacht, wie wir immer über die kleinen Späße gelacht haben, über die wir uns gemeinsam gefreut haben. Spielt, lächelt, denkt an mich, betet für mich. Lasst Euch meinen Namen stets so vertraut sein, wie er Euch früher war. Er soll leichthin ausgesprochen werden, ohne die kleinste Spur eines Schattens darauf. Alles geht weiter, wie es war, ohne Unterbrechung. Was ist denn dieser Tod anderes als ein kaum wahrnehmbarer Zwischenfall? Warum sollte ich Euch aus dem Gedächtnis schwinden, weil ich Euch nicht mehr sichtbar bin? Ich warte nur auf Euch, irgendwo ganz in der Nähe, gleich um die Ecke, für eine kleine Weile. Alles steht zum Besten.

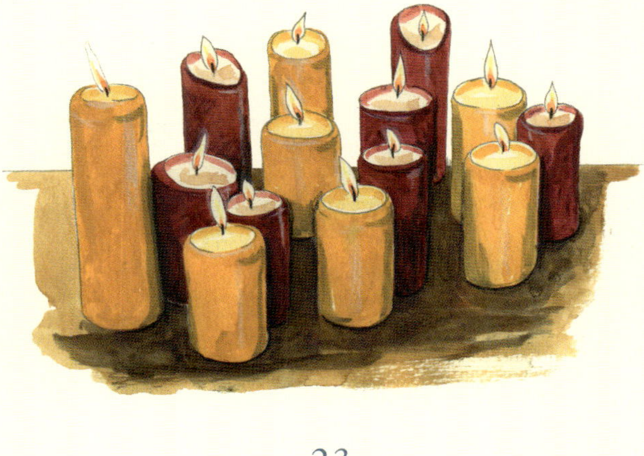

– Die anderen Tiere im Haushalt –

Unserer Erfahrung nach ist es sehr wichtig, dass die tierlichen Gefährten unseres Hundes die Möglichkeit bekommen, von ihm Abschied zu nehmen, denn auch ein Tier muss den Tod eines Freundes verstehen und verarbeiten können. Ansonsten kann es passieren, dass der zurückgebliebene Hund tage-, wochen- oder auch monatelang verzweifelt nach seinem Gefährten sucht, weil er einfach nicht versteht, wo dieser geblieben oder was mit ihm passiert ist. Leider haben wir im Laufe der Jahre einige traurige Beispiele dieser Art miterleben müssen. Vor ein paar Jahren ließ zum Beispiel eine Familie ihren Schäferhund einschläfern, der an Leberkrebs litt. Die Schmerzen waren unerträglich geworden, eine Aussicht auf Heilung gab es nicht und so beschloss der Familienrat, ihn von seinen Leiden zu erlösen. Leider brachte man während dieser Zeit seinen Bruder, der ebenfalls in dieser Familie lebte, zur Großmutter und holte ihn erst wieder zurück, als der Hund bereits von einem Tierbestattungsunternehmen abgeholt worden war. Eine Katastrophe bahnte sich an. Elliot, der sein ganzes Leben mit seinem Bruder verbracht hatte, konnte einfach nicht verstehen, wo dieser war. Er suchte ihn im ganzen Haus und Garten, weigerte sich wochenlang, mit spazieren zu gehen. Als er schließlich nach mehr als sechs Wochen endlich wieder auf kleine Gänge durch's Dorf mitging, reagierte er auf jeden Hund, der auf Distanz auch nur im Entferntesten wie sein Bruder aussah. Wenn er schließlich feststellte, dass es doch ein anderer Hund war, sah man die Enttäuschung in seinem Gesicht. Er fraß nur noch schlecht, ergraute innerhalb weniger Wochen völlig und starb schließlich ein halbes Jahr nach seinem Bruder im Alter von nur 7 ½ Jahren. Es war keine organische Ursache zu finden, selbst der Tierarzt sagte, er sei einfach an gebrochenem Herzen gestorben, weil er den Verlust seines Bruders nicht begreifen konnte.

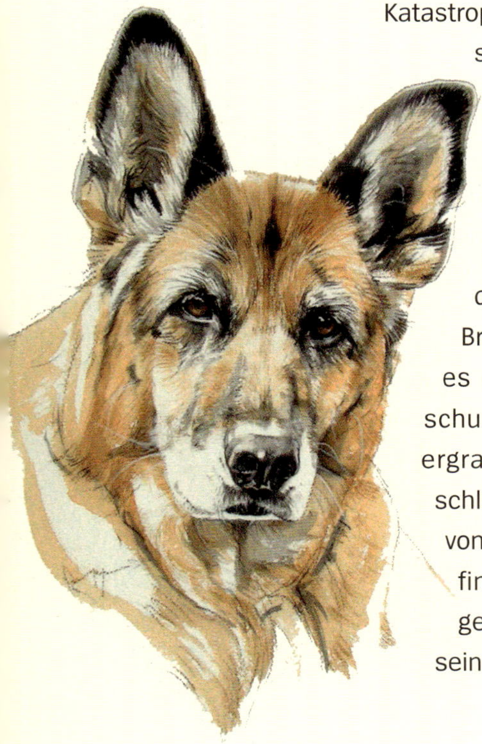

In einem anderen Fall passierte Ähnliches, als die Katze einer Familie eingeschläfert wurde, zu der die Hündin Fine ein sehr inniges Verhältnis hatte. Um Fine zu schonen, wurde sie während des Einschläferns der Katze in den Garten verbannt und erst wieder hereingelassen, nachdem der Leichnam der Katze eilig verräumt worden war. Fine suchte ebenfalls wochenlang nach ihrer Katzenfreundin und reagierte auf jedes noch so kleine, plötzlich auftretende Geräusch im häuslichen Umfeld. Immer hoffte sie, es könnte von der Katze stammen, die doch noch zurückkehrt. Der Familie wurde erst bewusst, wie falsch ihre vermeintliche Schonung war, als Fine ein halbes Jahr nach dem Tod der Katze mit einem Aufjaulen zur Küchentür schoss, weil die dort installierte Katzenklappe durch einen Windstoß geklappert hatte. Sie wusste einfach nicht, dass ihre Freundin tot war und hoffte und hoffte... vergebens.

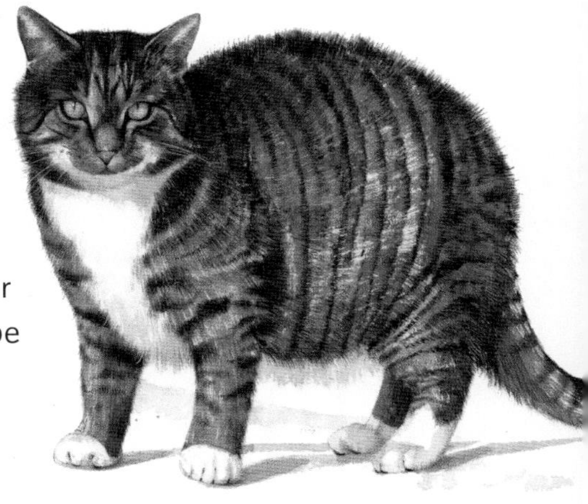

Wird eines unserer Tiere eingeschläfert oder stirbt es von allein, sind die Türen im Haus offen, so dass die anderen Tiere selbst entscheiden können, ob sie in seiner Nähe sein wollen oder nicht. Und tatsächlich ist es interessant, wie unterschiedlich die einzelnen Gefährten reagieren. Als die Colliehündin Rosie starb, wich Chenook nicht von ihrer Seite, während die anderen Hunde des Haushaltes dem Ganzen kaum Bedeutung beimaßen. Und als Therry, ein Herdenschutzhundmischling einer Freundin, im Sterben lag, versammelten sich alle anderen Hunde des Haushaltes um ihn und blieben in seiner Nähe, bis er gestorben war. Therry war der Anführer und Beschützer der Gruppe gewesen und dies galt insbesondere für den sehr ängstlichen Dackel Tobi, der zu einem späteren Zeitpunkt bei dieser Freundin eingezogen war. Tobi wurde immer von Therry beschützt und fühlte sich in seiner Gegenwart dementsprechend gut aufgehoben. Als Therry wenige Stunden nach seinem Tod draußen vor dem Haus aufgebahrt wurde, hielt Tobi Totenwache. Er wich keine Sekunde von der Seite seines verstorbenen Freundes und verjagte jeden Fremden, der sich ihm nähern wollte, um sich von ihm zu verabschieden. Welch unglaubliche Leistung für einen Hund, der normalerweise zitternd flüchtete, wenn sich Unbekannte näherten! Wir waren alle sehr ergriffen. Als wir Therry schließlich beerdigten, stand Tobi am Grab und sah genau zu, wie wir es mit Erde füllten und schließlich schlossen. Dann wachte er noch mehrere Tage an Therrys Grab, bis er es schließlich sein ließ. Gott sei Dank war unsere Freundin einfühlsam genug, ihn genau das tun zu lassen, wonach ihm in seiner Trauer war.

Und eine ganz besondere Szene spielte sich bei Clarissa zu Hause ab, als ihre Hündin Elsa im Alter von 13 ½ Jahren eingeschläfert wurde. Hier ihre Beschreibung:

Es war etwas nach 18.00 Uhr am Abend, als unser Tierarzt und Freund Michael Elsa in unserem Wohnzimmer eingeschläfert hatte. Sie war so friedlich und ruhig gegangen, wie man es sich nur wünschen konnte. Es schien der genau richtige Zeitpunkt für Elsa gewesen zu sein und wir sind überzeugt davon, dass sie genau wusste, dass sie jetzt gehen würde, als Michael den Raum betrat. Sie lag ganz ruhig in meinen Armen, als die Narkose gesetzt wurde. Normalerweise hatte sie immer große Angst vor Behandlungen des Tierarztes und zitterte entsprechend, aber an diesem Abend war sie vollkommen entspannt. Es war, als hätte sie ihr Einverständnis gegeben über die Regenbogenbrücke zu gehen. Sie hatte keine Angst vor dem Tod und wusste genau, welchen Weg sie jetzt gehen würde. Nachdem die tödliche Überdosis gespritzt worden war, erschlaffte ihr Körper, ich hielt sie noch eine Weile in den Armen, streichelte sie und redete mit ihr. Mein Mann kochte Tee und wir saßen um Elsa und sprachen über ihr Leben bei uns, so wie wir es immer tun, wenn uns ein Gefährte verlässt. Etwa 20 Minuten nach dem Todeseintritt betrat unsere Colliehündin Franny den Raum und schaute zuerst konzentriert auf Elsa und anschließend auf eine Stelle etwa einen Meter über ihrem Körper. Dann folgte ihr Blick sehr intensiv einer Energie, die deutlich spürbar war und die sich nach oben weg verabschiedete. Franny gab ein Bellen von sich, legte sich danach neben die tote Elsa und war sehr ruhig. Nach etwa einer 3/4 Stunde fuhr unser Freund nach Hause und mein Mann und ich gingen etwa eine weitere halbe Stunde später in ein anderes Zimmer

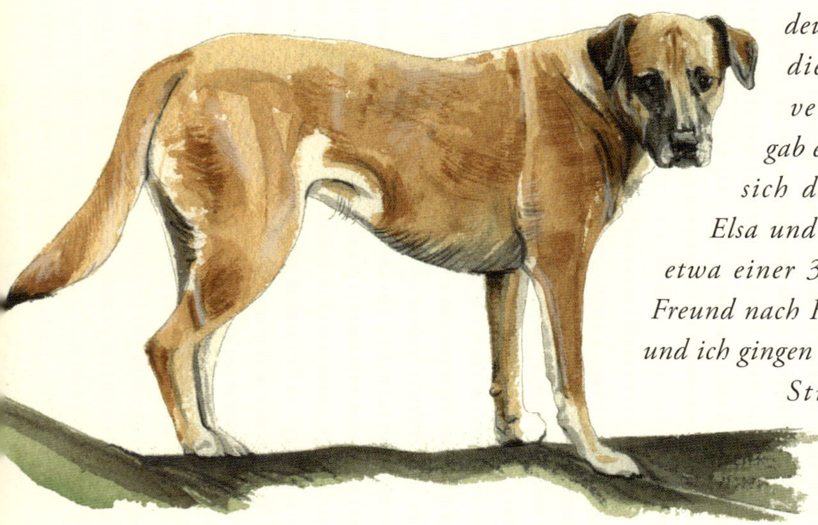

und setzten uns dort auf ein Sofa, um uns weiter zu unterhalten. Franny fing an, zwischen diesem Zimmer und dem Wohnzimmer zu pendeln und bellte uns ganz aufgeregt an. Nach einem kurzen Moment des Nachdenkens verstanden wir, was sie wollte, gingen zurück ins Wohnzimmer und setzten uns neben Elsa auf den Boden, woraufhin Franny wieder ruhig wurde. Sie hatte uns regelrecht zurück gerufen, es war offensichtlich noch nicht an der Zeit, den Raum zu verlassen. Als wir eine weitere Stunde später aufstanden und Elsa auf der Terrasse aufbahrten, war es für Franny in Ordnung.

Die Trauer der Tiergefährten in den weiteren Tagen und Wochen kann so unterschiedlich verlaufen wie beim Menschen. Manche Tiere brauchen lange, um den Tod ihres Freundes zu verkraften, andere kommen relativ schnell über ihn hinweg. In manchen Fällen haben wir aber auch beobachtet, dass das zurückgebliebene Tier regelrecht erleichtert war, dass der oder die andere nicht mehr da war. Die Mastino-Rottweiler-Hündin Maika zum Beispiel lebte nach dem Tod ihrer Mutter Cora richtig auf. Sie wurde viel fröhlicher und offener, bewegte sich freier im Haus und ging viel lieber spazieren. Ein offensichtliches Zeichen dafür, dass die Halter unterschätzt hatten, wie sehr die Tochter von ihrer Mutter „gedeckelt" worden war.

Oftmals konnten wir beobachten, wie die Lieblingsplätze eines verstorbenen Tieres von den anderen Hunden (und manchmal auch Katzen) des Haushaltes gemieden wurden, so als wolle man seinen Platz noch frei halten. Erst nach einigen Tagen wurde das Körbchen, die Decke oder der Platz auf dem Sofa von den anderen benutzt.

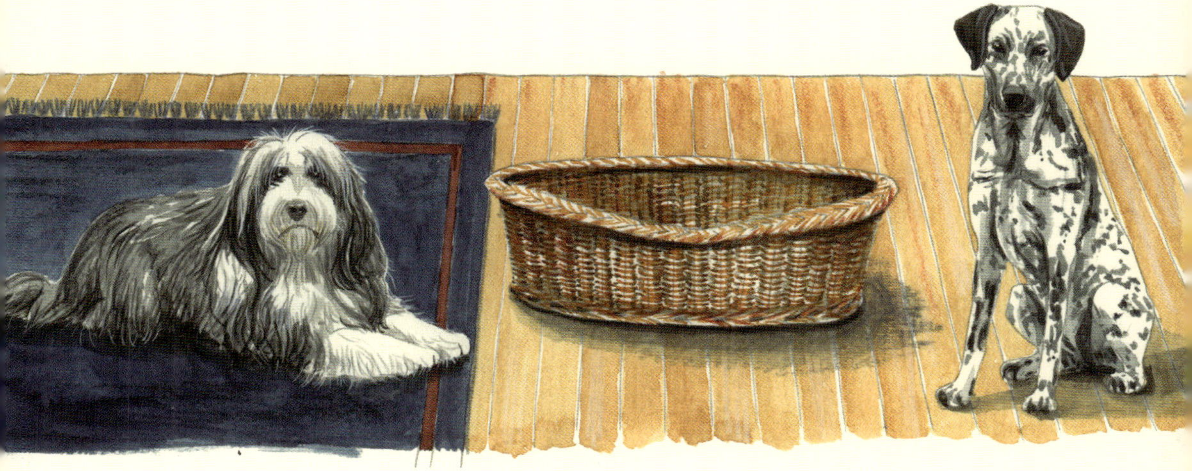

Manchmal verändert sich nach dem Tod eines Tieres die Gruppenkonstellation, wenn mehrere Hunde in einem Haushalt gehalten werden. Dies geschieht insbesondere dann, wenn es sich bei dem Verstorbenen um den Anführer gehandelt hat. Es ist interessant zu beobachten, welche Hunde dann welche Privilegien für sich beanspruchen oder welche Verantwortlichkeiten sie übernehmen. Gerade bei letzterem ist man oft überrascht, weil man einem Tier eine bestimmte Aufgabe gar nicht zugetraut hätte, es diese aber trotzdem gut erfüllt und sich die Konstellation neu sortiert.

In jedem Fall ist es so, dass auch die tierlichen Gefährten unseres verstorbenen Hundes Zeit brauchen, ihren eigenen Trauerprozess zu durchlaufen und schließlich zu bewältigen. Deshalb ist es wichtig, dass wir Verständnis zeigen und ihnen die Zeit dafür geben, die sie brauchen.

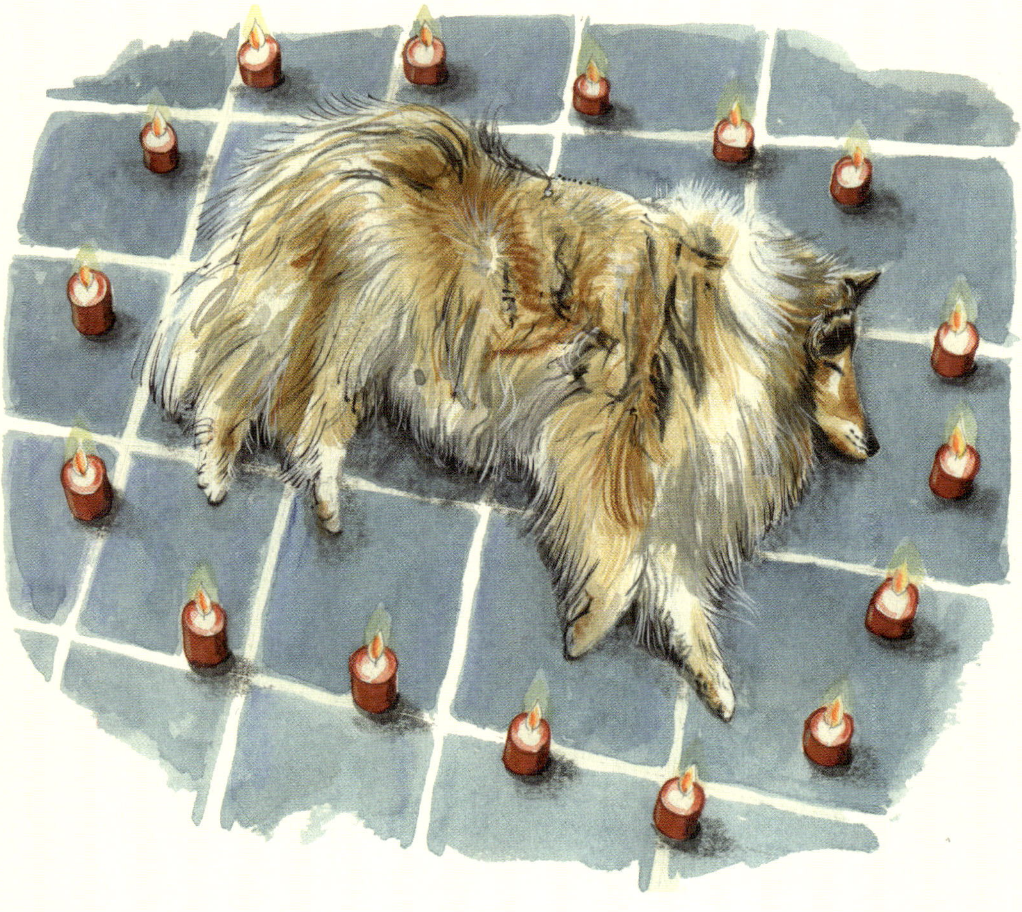

– Das Begräbnis –

Wenn unser Hund gestorben ist, stellt sich die Frage, was wir mit seinem Leichnam tun sollen. Selbstverständlich gibt es die Möglichkeit, ihn durch den Tierarzt entsorgen zu lassen, der ihn durch eine Tierkörperverwertungsanstalt abholen lässt, aber die wenigsten Menschen können sich mit der Vorstellung anfreunden, dass ihr Hund zusammen mit anderen Tierkadavern wie auf einer Müllhalde endet.

Viel schöner ist es, den Hund, mit dem wir viele Jahre verbracht haben, zu beerdigen. Eine Möglichkeit hierfür ist der Tierfriedhof. Friedhöfe für Tiere sind ganz ähnlich angelegt wie die für Menschen: Man mietet oder kauft ein Grab, in dem das Tier beerdigt wird. Auf das Grab kann man einen Stein mit Inschrift oder ein beschriftetes Kreuz aufstellen, das an den geliebten Freund erinnert. Für viele Menschen ist es ein Trost, an diesen Ort gehen zu können, das Grab zu pflegen und auf diese Weise noch mit ihrem Tier verbunden zu sein. Oftmals treffen sich auf Tierfriedhöfen auch Menschen, die sich gegenseitig Trost spenden können, da sie Ähnliches erlebt haben und empfinden.

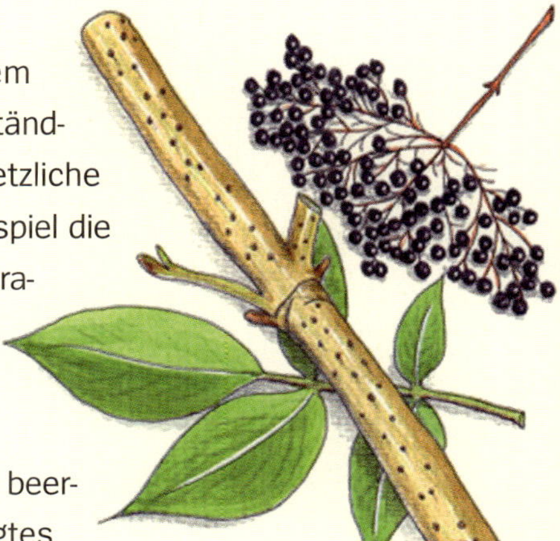

Eine Beerdigung im eigenen Garten oder auf einem Grundstück, dessen Besitzer das schriftliche Einverständnis dazu gegeben hat, ist möglich, wenn einige gesetzliche Bestimmungen eingehalten werden. So muss zum Beispiel die bedeckende Erdschicht mindestens 80 Zentimeter betragen und das Grab darf weder in einem Wasserschutzgebiet noch in der Nähe eines öffentlichen Weges liegen. Fragen Sie bei Ihrer Gemeinde nach, welche Richtlinien Sie beachten müssen, wenn Sie Ihren Hund beerdigen wollen. Ein schöner Stein, ein liebevoll angelegtes Blumenbeet oder eine Skulptur können das Grab schmücken und an den verstorbenen Freund erinnern. Für den kürzlich verstorbenen Kater eines Freundes haben wir einen Feuerkreis aus Fackeln in der Nacht der Beerdigung aufgestellt, der viele Stunden brannte und einen wunderschönen Lichtkreis schuf, der weit zu sehen war. Für die Colliehündin Rosie haben wir einen Rosenstrauch auf ihr Grab gepflanzt und für Clarissas Hündin Elsa einen Baum.

Berühmt wurde die Inschrift auf dem Denkmal für den Neufundländer Boatswain, die von seinem Halter Lord Byron verfasst wurde:

Boatswain

Kehrt zu der Erd ein stolzer Menschensohn,
Ruhmlos, doch von Geburt aus mächtig schon,
Erschöpft des Bildners Kunst des Schmerzes Pracht,
Bis, wer hier ruht, ein stolzes Mal besagt;
Doch was er war, dies steht nicht auf dem Stein –
Nein, das nur, was er hätte sollen sein.
Der arme Hund jedoch, ein Freund so treu,
Der seinem Herrn doch steht so mutig bei,
ihn stets zuerst bewillkommt und für ihn
Wacht, kämpft, lebt, atmet, duldend alle Mühn,
Stirbt, unbekannt sein Wert und ungeehrt,
Der Himmel seiner Seele selbst verwehrt,
Derweil der Mensch, der eitle Wurm, dort ein
Zu gehen gedenkt ausschließlich und allein.
Oh schwach Geschöpf der Stunde, Mensch! Durch Macht
Verderbt, durch Sklaverei herabgebracht:
Wer recht dich kennt, sagt sich mit Ekel los
Von dir, belebtem Staubes feilem Kloß;
Lust deine Liebe, deine Freundschaft Trug,
Dein Lächeln Heucheln, deine Rede Lug,
Feil von Natur, Mensch nur dem Namen nach,
Läßt jedes Tier dich erröten vor Schmach.
Zieht weiter, die ihr diese Urne seht,
Für keinen, den ihr ehret, hier erhöht;
Sie klagt um einen Freund, einst teuer mit –
Nur einen kann ich: dieser lieget hier.

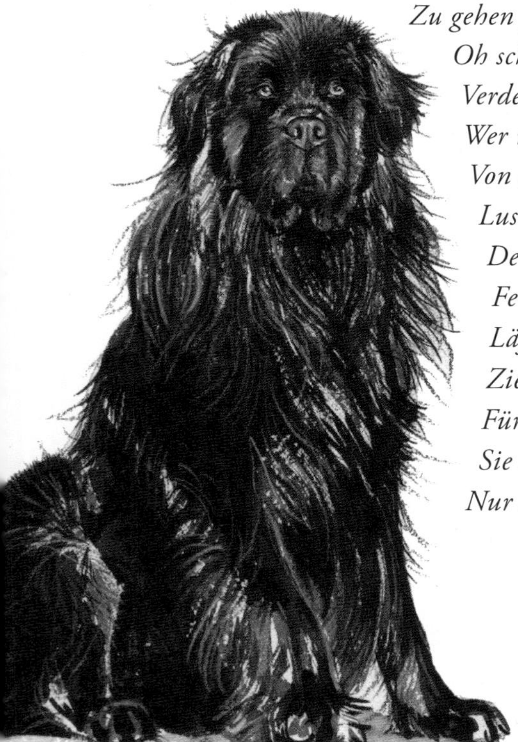

Lord Byron
Newstead Abbey, 30. November 1808

Dem Gedicht ist folgende Prosainschrift vorangestellt:

„In der Nähe dieser Stätte ruhen die Überreste von einem, der Schönheit besaß ohne Eitelkeit, Stärke ohne Frechheit, Mut ohne Grausamkeit und alle Tugenden des Menschen ohne dessen Laster. Dieses Lob, das sinnlose Schmeichelei wäre, wenn es über menschlicher Asche eingegraben wäre, ist nur ein gerechter Tribut für das Andenken an BOATSWAIN, einen Hund, der geboren wurde in Neufundland im Mai 1803 und starb zu Newstead Abbey am 18. November 1808."

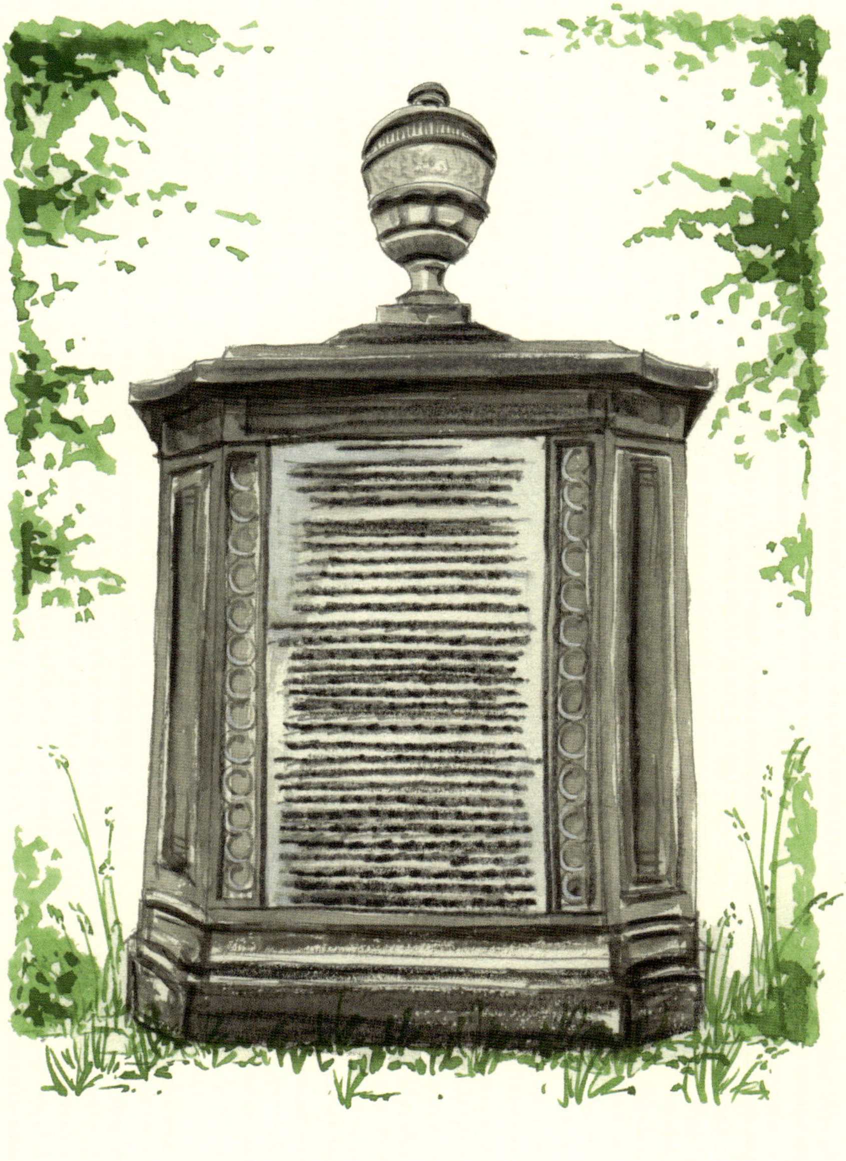

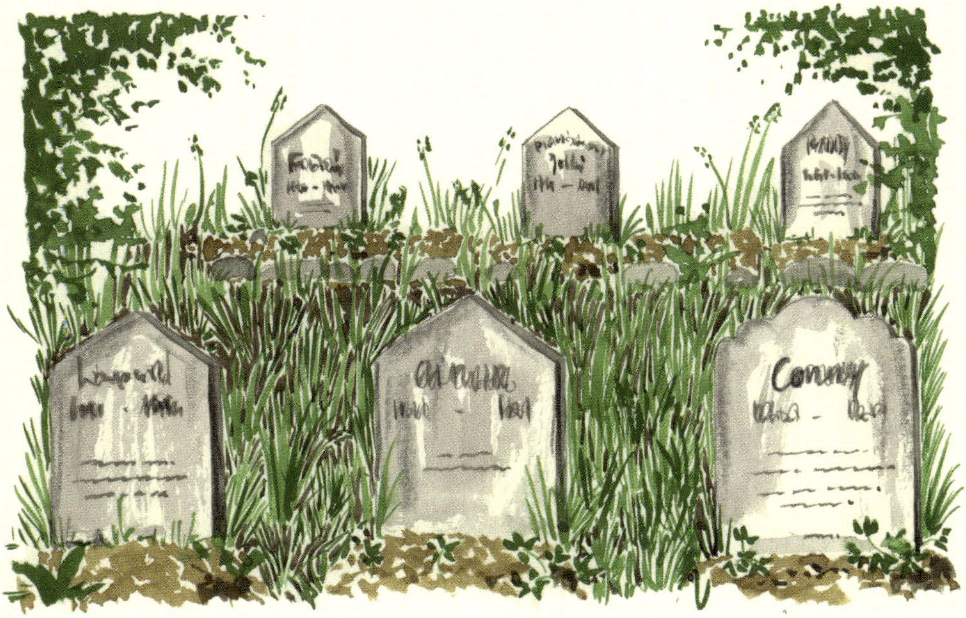

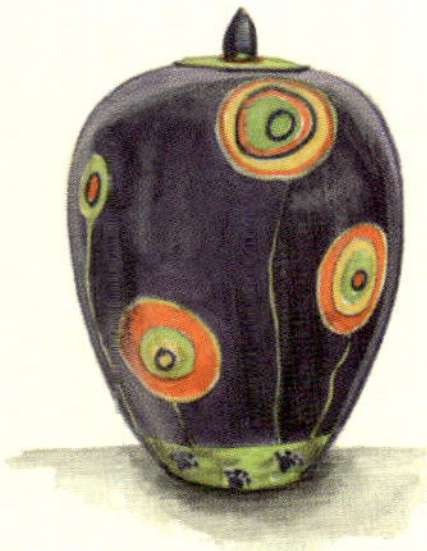

Sollte eine Beerdigung nicht möglich sein, kann man den Hund in einem Tierkrematorium verbrennen lassen. Grundsätzlich kann man hier zwischen einer Einzel- und einer Sammeleinäscherung wählen. Entscheidet man sich für die Einzeleinäscherung, bekommt man nach einiger Zeit eine Urne mit der Asche des verstorbenen Tieres zugeschickt, die man entweder bestatten oder zu Hause aufbewahren kann. Diese Urnen gibt es aus unterschiedlichen Materialien und in vielen Ausführungen, sie können aus Holz, Keramik, Porzellan oder Metall und durch Gravuren, Schnitzereien oder Bemalungen verziert sein.

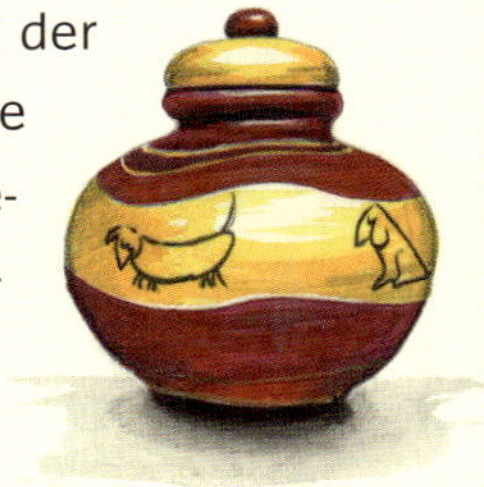

In vielen Krematorien gibt es auch einen Trauerraum, in dem das verstorbene Tier auf Wunsch für einige Zeit aufgebahrt wird, damit sich Freunde und Verwandte von ihm verabschieden können, und inzwischen gibt es auch Bestattungsinstitute, die dem Halter die Überführung in das Krematorium, das Erledigen der Formalitäten und die Überstellung der Urne abnehmen. Obwohl es keine gezielte Ausbildung für den Beruf des Tierbestatters gibt, arbeiten einige Institute sehr einfühlsam und professionell.

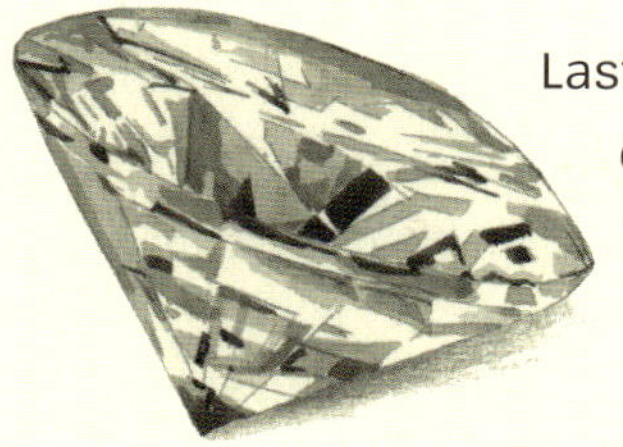

Last not least sei noch eine Bestattungsmethode erwähnt, die sich sicher nur wenige leisten können, der aber eine schöne Idee zu Grunde liegt. Es ist möglich, aus der Asche und dem Haarkleid des verstorbenen Tieres einen Diamanten formen zu lassen. Hierzu wird aus beidem der Kohlenstoff isoliert und daraus unter großem Druck ein Rohdiamant geformt, der durch Schliff nach den individuellen Wünschen des Kunden seine endgültige Form erhält. Die Kosten für dieses Verfahren liegen zwischen 3.000,– und 18.000,– Euro, je nach gewünschtem Karat des Steins.

Für welche dieser Bestattungsmethoden man sich entscheidet, hängt nicht nur von den finanziellen und organisatorischen Möglichkeiten ab, sondern auch davon, welche Vorstellung man vom Tod und einem eventuellen Weiterleben nach ihm hat. Manche von uns glauben an die Unsterblichkeit der Seele, für andere ist mit dem Tod alles vorbei. Im nächsten Kapitel werfen wir einen Blick auf die unterschiedlichen Glaubensrichtungen und die mit ihnen verbundenen Ansichten darüber, welche Stellung den Tieren zugedacht ist und was nach dem Tod mit ihnen geschieht.

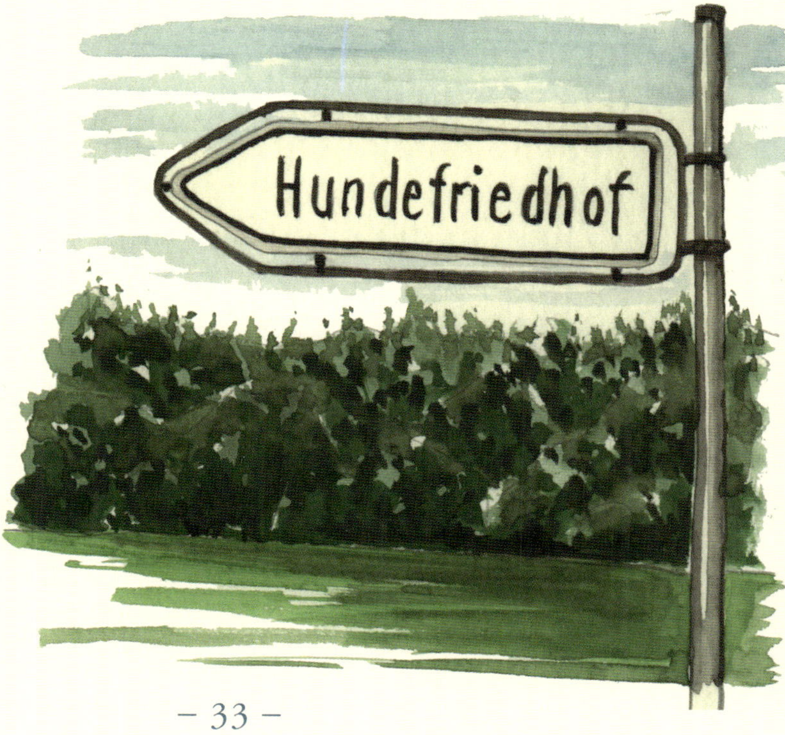

– Der Tod und das Leben der Tiere danach –

Beispiele von Glaubensansätzen und religiösen Überzeugungen

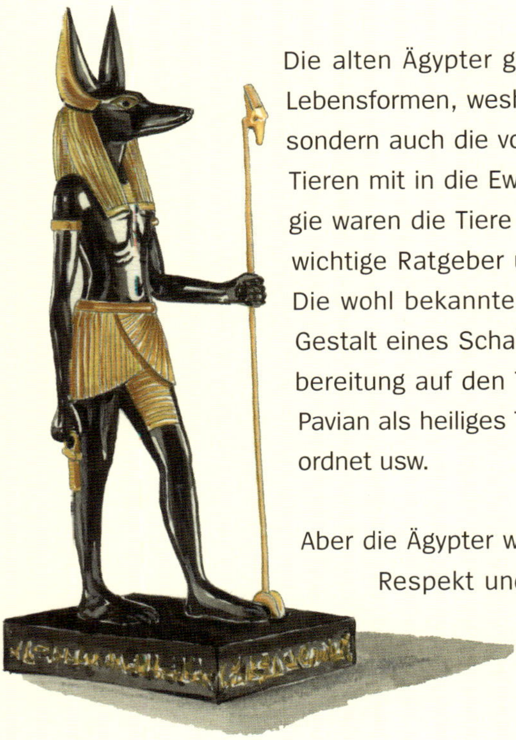

Die alten Ägypter glaubten an die ursprüngliche Einheit aller Lebensformen, weshalb sie auch nicht nur menschliche Körper, sondern auch die von Katzen, Hunden, Krokodilen und anderen Tieren mit in die Ewigkeit nahmen. In der ägyptischen Mythologie waren die Tiere mal den Göttern, manchmal aber auch als wichtige Ratgeber und Gefährten den Menschen zugeordnet. Die wohl bekannteste tierköpfige Gottheit war Anubis, der in Gestalt eines Schakals dargestellt wird und für die rituelle Vorbereitung auf den Tod zuständig war. Darüber hinaus galt der Pavian als heiliges Tier, die Antilope wurde dem Gott Seth zugeordnet usw.

Aber die Ägypter waren nicht das einzige Volk der Antike, das Respekt und Zuneigung für Tiere empfand und davon überzeugt war, dass auch sie eine Seele haben. Stefano Apuzzo und Monica D`Ambrosio schreiben in ihrem Buch „Auch Tiere haben eine Seele“:

„In Indien, das auch über eine hoch entwickelte, uralte Kultur verfügt, lautete eines der Gebote in den Veden (den ältesten Büchern der Menschheit): „So zahlreich die Geschöpfe auch sein mögen, ich gelobe, sie zu retten.“

Das war nicht nur ein religiöses Gebot, sondern auch eine Vorschrift der zivilen Ordnung. Die Gesetze des Manu, das am weitesten entwickelte Gesetzbuch der Antike (gültig vom IX. bis zum V. Jahrhundert v. Chr.), schrieb vor: „Wer die Tötung eines Lebewesens zulässt, wer es schlägt, wer es umbringt, wer es kauft und verkauft, kocht, serviert oder isst – ist ein Mörder.“

In den Upanishaden, den mystischen Texten des Vedanta, die seit dem VIII. Jahrhundert v. Chr. gesammelt wurden, steht geschrieben: „In Wahrheit gibt es dämonische Welten, die von blinder Finsternis eingehüllt sind. Dort unten landen nach ihrem Tode diejenigen, die eine lebende Seele getötet haben.“ Dieser Satz stammt aus einem der ältesten und schönsten Texte, der Isha-Upanishad. Aber auch ein anderer berühmter Text, die Chandogya-Upanishad, beschwört das Verständnis der Weltenseele. In Khanda 10 steht: „Genau so ist es, mein Lieber. Was immer die Geschöpfe hier auf der Erde sind – Tiger, Löwe, Wolf, Wildschwein, Wurm, Schmetterling, Bremse oder Stechmücke – sie alle bestehen als Sein fort. Was auch immer diese subtile Essenz ist, das gesamte Universum besteht aus ihr. Sie ist die wahre Wirklichkeit, ist die Große Seele. Sie ist Du.“

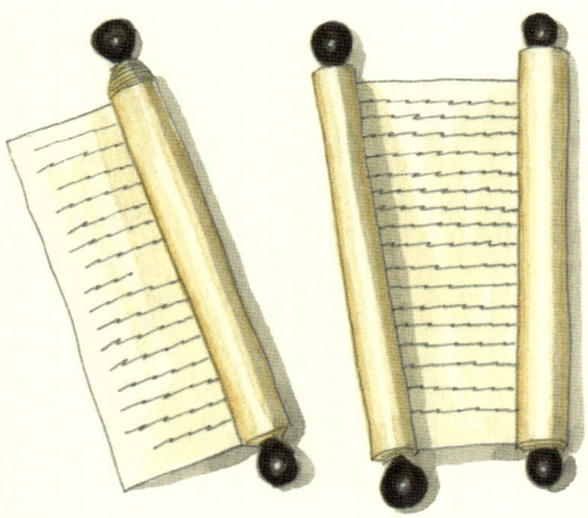

Auch in den Hebräischen Schriften des Judentums wird an vielen Stellen betont, dass sich Gottes Gnade auf alle Lebewesen – nicht nur den Menschen! – erstreckt. Es wird von einer ursprünglichen Einheit gesprochen, die wieder erschaffen wird und in der sich Löwe und Lamm gemeinsam niederlegen, angeführt von einem kleinen Kind. Dieses Gleichnis wird so interpretiert, dass die Überwindung aller Feindschaft und die Reinheit der Seele angestrebt wird.

Auch im Buddhismus und Hinduismus wird den Tieren eine Seele zuerkannt und es wird ganz selbstverständlich davon ausgegangen, dass diese Seele den Kreislauf zwischen Leben, Tod und Wiedergeburt ebenso durchläuft wie der Mensch. Dabei ist es möglich, dass die Seele die Daseinsform von einer Inkarnation zur nächsten wechselt. Von Buddha zum Beispiel heißt es, er habe unter anderem schon als Elefant, Antilope, Affe, Hund und Strauß gelebt, bevor er als Mensch geboren wurde.

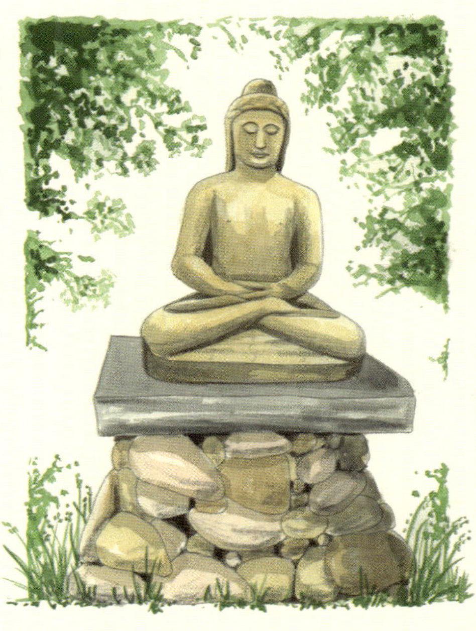

In vielen esoterischen Glaubensrichtungen spricht man den Tieren ebenso eine Seele zu und geht – ähnlich wie im Buddhismus und Hinduismus – davon aus, dass diese nach dem Tod in eine andere Daseinsform übergeht, bis sie schließlich wiedergeboren wird. Das Individuum sucht sich sein künftiges Leben vor der Geburt sorgfältig aus, um in vergangenen Leben aufgeladene Schuld abarbeiten zu können. Ziel des immerwährenden Kreislaufes zwischen Leben, Tod und Wiedergeburt ist es, irgendwann ein reines Karma zu erlangen, wodurch man aus ihm befreit wird und in eine andere Daseinsform übergeht.

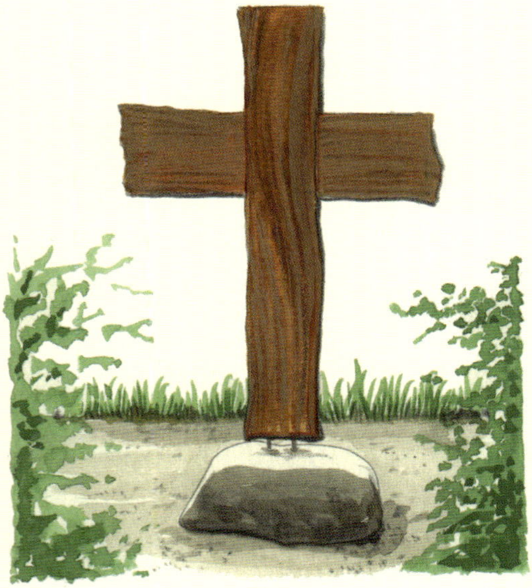

Im Christentum gibt es scheinbar widersprüchliche Aussagen über die Rolle, die den Tieren zugedacht ist. In 1. Mose 1,28 heißt es: „Und Gott segnete sie und sprach zu ihnen: Seid fruchtbar und mehret euch und füllet die Erde und machet sie euch untertan und herrschet über die Fische im Meer und über die Vögel unter dem Himmel und über das Vieh und über alles Getier, das auf Erden kriecht." Immer wieder steht jedoch zur Diskussion, ob es in der ursprünglichen Übersetzung nicht „bewahret" statt „untertan machen" heißt, was einer ganz anderen Bedeutung gleich käme!

Im Evangelium Jesu, Kap. 34, 7-10 wird eine Geschichte von Jesu erzählt, die ganz deutlich Stellung bezieht:

„Jesu kam in ein Dorf und sah dort eine kleine Katze, die herrenlos war, und sie litt Hunger und schrie zu ihm. Und er nahm sie hoch, hüllte sie in sein Gewand und ließ sie an seiner Brust ruhen.
Und als er durch das Dorf ging, gab er der Katze zu essen und zu trinken. Und sie aß und trank und zeigte ihm ihren Dank. Und er gab sie einer seiner Jüngerinnen, einer Witwe mit Namen Lorenza, und sie sorgte für sie. Und einige aus dem Volk

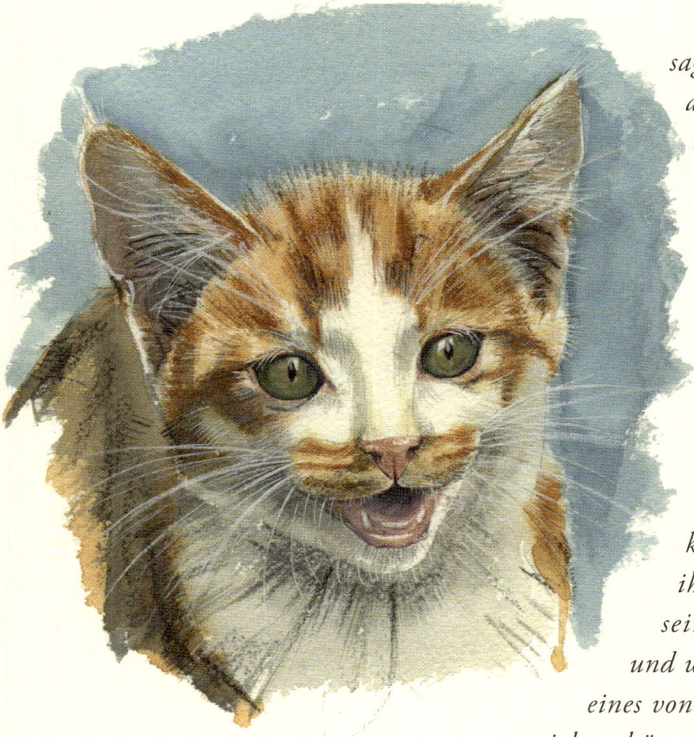

sagten: „Dieser Mann sorgt für alle Tiere. Sind sie seine Brüder und Schwestern, dass er sie so liebt?" Und er sprach zu ihnen: „Wahrlich, dieses sind eure Mitbrüder aus der großen Familie Gottes, eure Brüder und Schwestern, welche denselben Atem des Lebens von dem Ewigen haben.

Und wer immer für einen der kleinsten von ihnen sorgt und ihm Speise und Trank gibt in seiner Not, der tut dieses mir, und wer es willentlich duldet, dass eines von ihnen Mangel leidet, und es nicht schützt, wenn es misshandelt wird, lässt dieses Übel zu, als sei es mir zugefügt. Denn ebenso wie ihr in diesem Leben getan habt, so wird euch im kommenden Leben getan werden."

In vielen Religionen und Glaubensrichtungen wird also immer wieder auf „das Große Eine" oder „die Große Seele" hingewiesen, die die künstliche Trennung zwischen Mensch und Tier der modernen, wissenschaftlich geprägten Welt nicht vorsieht. Demnach haben Tiere eine Seele, die nach dem Tode weiterlebt und – je nach Überzeugung – als Mensch oder Tier wiedergeboren werden kann.

Viele Menschen gehen davon aus, dass es ihren Tieren nach dem Übergang in eine andere Daseinsform gut geht und sie ihnen nach dem eigenen Tod wieder begegnen. Einen der schönsten Texte hierzu findet man in der Geschichte von der Regenbogenbrücke:

Aus dem Amerikanischen stammt die Geschichte der Regenbogenbrücke:

Eine Brücke verbindet Himmel und Erde. Wegen der vielen Farben nennt man sie die Brücke des Regenbogens. Auf jener Seite der Brücke liegt ein Land mit Wiesen, Hügeln und saftigem, grünen Gras. Wenn ein geliebtes Tier auf der Erde für immer eingeschlafen ist, geht es zu diesem wunderschönen Ort. Dort gibt es immer etwas zu fressen und zu trinken, und es herrscht warmes, schönes Frühlingswetter. Die alten und kranken Tiere sind wieder jung und gesund. Sie spielen den ganzen Tag zusammen. Sie haben keine Zeit, sich einsam zu fühlen. Sie vermissen dich, aber mit der besonderen Weisheit, die Tiere haben, vertrauen sie darauf, dass sich dieser Zustand bald ändert. Und während sie sich vergnügen, warten sie voller Vertrauen. So rennen und spielen sie jeden Tag zusammen, bis eines Tages plötzlich eines der Tiere innehält und aufsieht. Die Nase bebt, die Ohren stellen sich auf und die Augen werden ganz groß! Plötzlich rennt es aus der Gruppe heraus und fliegt über das grüne Gras. Die Füße tragen es schneller und schneller. Es hat dich gesehen.

Und wenn du und dein spezieller Freund sich treffen, nimmst du ihn in deine Arme und hältst ihn fest. Dein Gesicht wird geküsst, wieder und wieder, und du schaust endlich glücklich in die Augen deines geliebten Tieres, das so lange aus deinem Leben verschwunden war, aber nie aus deinem Herzen. Ihr wisst beide, dass jetzt alles in Ordnung ist. Dann überschreitet ihr gemeinsam die Brücke des Regenbogens, und ihr werdet nie wieder getrennt sein ...

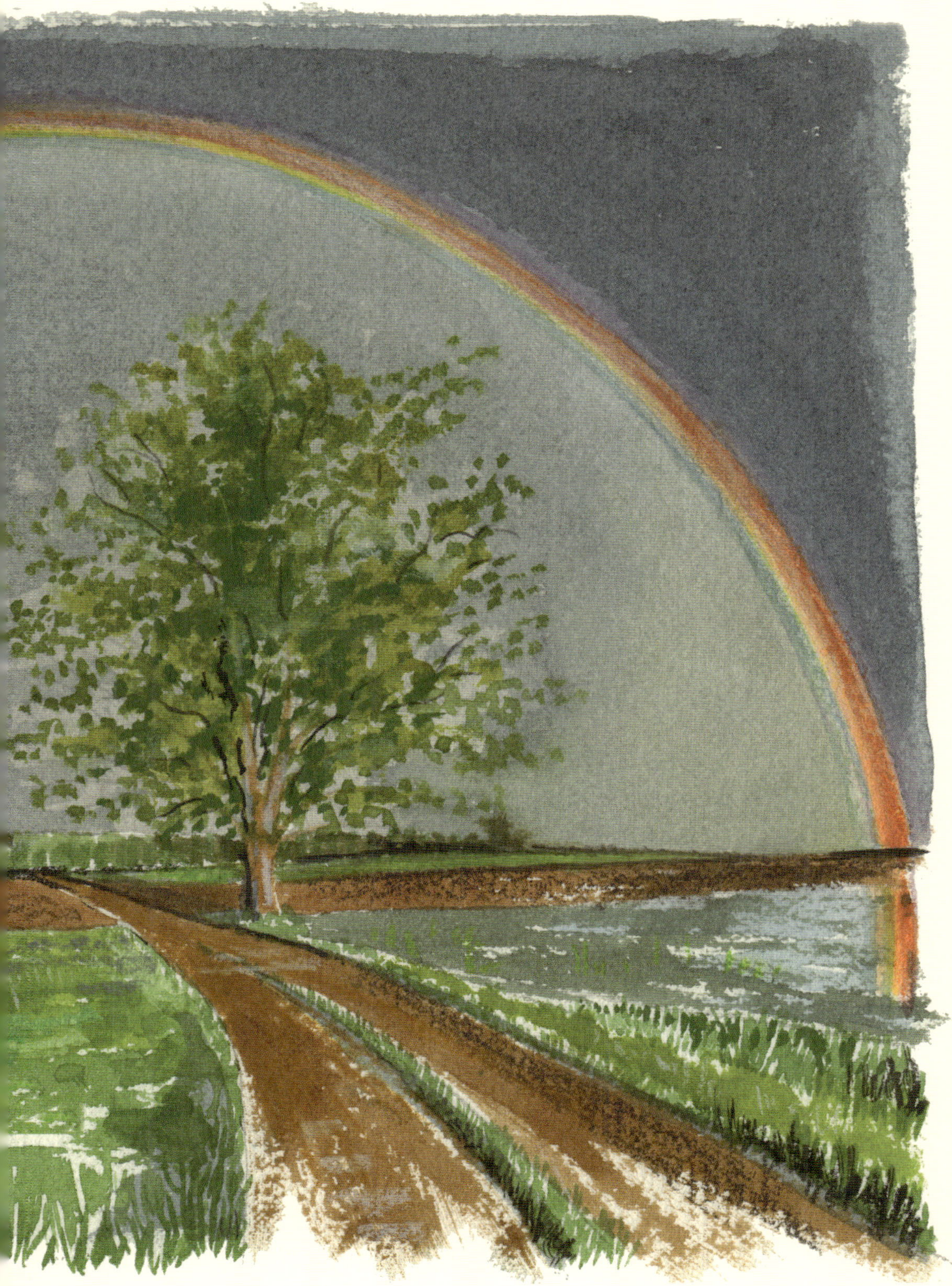

– Trauerrituale –

Ganz gleich welchem Glauben Sie angehören oder nach welcher Überzeugung Sie leben, in jedem Fall kann es helfen, ein Trauerritual zu zelebrieren, das Ihrem toten Freund gewidmet ist und die schönen Momente mit ihm noch einmal in lebendige Erinnerung ruft. Einige dieser Rituale haben wir selbst schon gefeiert, andere wurden uns von Freunden oder Kunden beschrieben. Wir haben hier die zusammengetragen, die uns am besten gefallen haben.

Ein besonderer Platz der Erinnerung

Überlegen Sie, an welchem Ort Ihr Hund besonders gern war. War es das Flussufer? Dann gehen Sie zu bestimmten Zeiten dort spazieren und erinnern Sie sich an die schönen gemeinsamen Momente. Lag er am liebsten unter einem bestimmten Baum? Dann setzen Sie sich jeden Tag einen Moment lang in aller Ruhe dorthin und gedenken Sie Ihres Freundes.

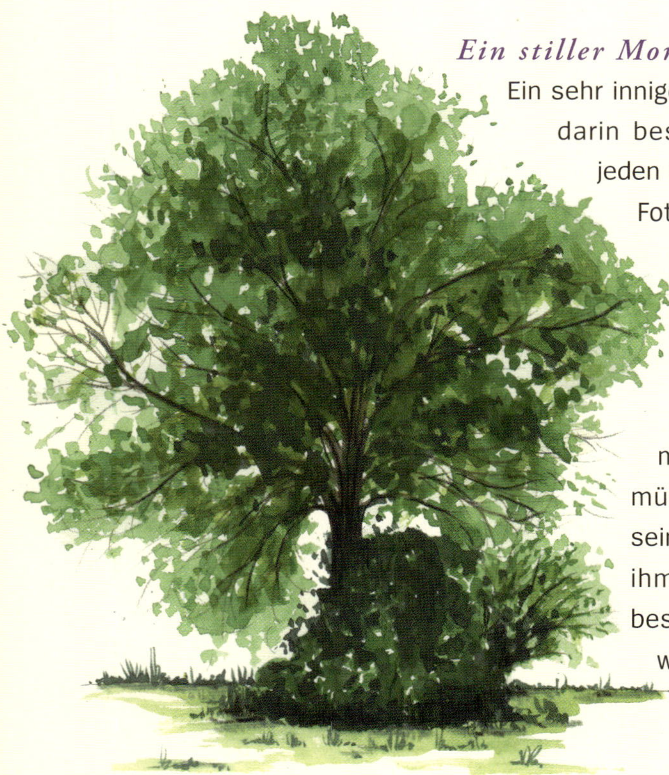

Ein stiller Moment jeden Tag

Ein sehr inniges und schönes Ritual kann auch darin bestehen, sich jeden Abend oder jeden Morgen einen Moment neben eine Fotografie Ihres Freundes und eine angezündete Kerze zu setzen und einfach da zu sein. Gedanken, Gefühle und vielleicht auch die Tränen können kommen und gehen, wie sie wollen, ohne dass man sie stoppen oder steuern müsste. Dieser Moment kann lang sein oder auch ganz kurz, man sollte ihm die Zeit geben, die er selbst bestimmt. Einfach nur da sein. Bald wird man fühlen, dass es an der Zeit ist, sein Tagwerk zu beginnen und mit seinem Leben fortzufahren. Doch bevor man das tut, hat man sich selbst und der Erinnerung die Möglichkeit gegeben, sich für einen kurzen Moment wieder zu vereinigen. Ein wichtiger Moment, um weitergehen zu können, ohne zu viel Trauer mit sich führen zu müssen.

Talking Stick am Lagerfeuer

Zünden Sie in einem Steinkreis ein Lagerfeuer an und laden Sie alle Tier- und Menschenfreunde Ihres verstorbenen Hundes zu einem gemeinsamen Abend ein. Erzählen Sie sich Geschichten am Feuer, die Sie mit Ihrem Hund erlebt haben. Sie können hierzu nach altem indianischem Brauch einen Talking-Stick herumreichen. Nur der, der den Rednerstab (oder einen anderen Gegenstand wie zum Beispiel einen schönen Stein oder ein Spielzeug Ihres Hundes) in der Hand hält, darf sprechen, alle anderen hören aufmerksam zu. Sobald der Redner fertig ist, reicht er den Stab weiter an denjenigen, der als nächstes etwas in die Runde beisteuern möchte.

Ein Feuerkreis

Sie können um das Grab Ihres Hundes einen Feuerkreis aus Fackeln aufstellen. Das können Sie während des Begräbnisses tun oder auch an jedem Todestag Ihres Hundes oder zu einem Datum, das eine besondere Rolle in Ihrer beider Leben spielte.

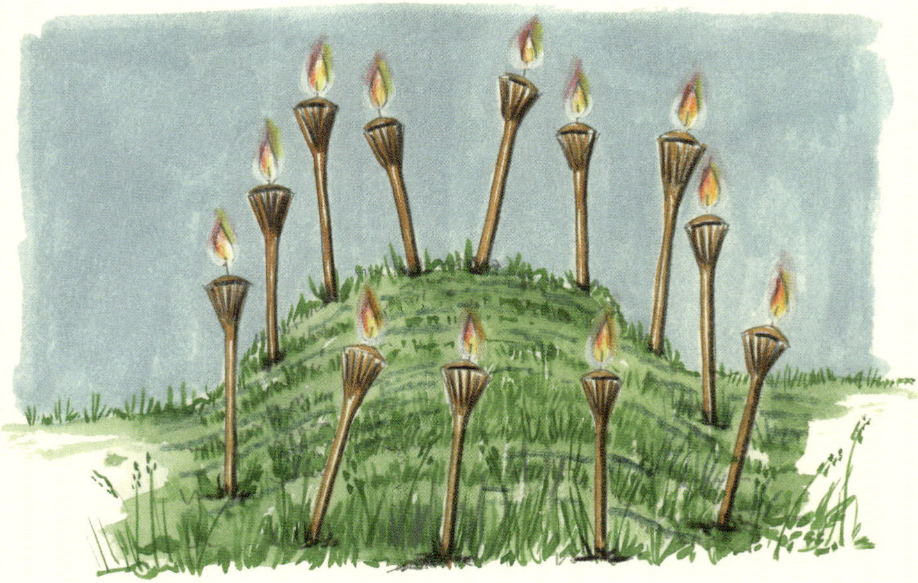

Einen Brief schreiben

Einen Brief an seinen Hund zu schreiben bietet die Möglichkeit, seine Gedanken und Gefühle auszudrücken und gleichzeitig ein Stück gemeinsamer Geschichte in Schriftform zu bewahren.

Besonders geeignet ist die Form des Abschiednehmens und der Trauerbewältigung für Menschen, die es gewohnt sind, ihre Gedanken aufzuschreiben, weil sie zum Beispiel regelmäßig an Freunde oder Verwandte schreiben oder ein Tagebuch führen.

Eine Freundin von Anders hat uns gestattet, Auszüge aus ihren Briefen an ihren vor kurzem verstorbenen Hund zu veröffentlichen, der im Alter von nur acht Jahren an einer Krankheit gestorben war. Uns haben die Briefe tief berührt, denn sie sind sehr gefühlvoll und zeigen, wie man über das Schreiben all die Traurigkeit, Verwirrtheit und Schwere ausdrücken kann, die einen nach dem Tod eines geliebten Freundes umgibt.

Hallo Dessi, mein Liebling!

Nun ist eine Woche vergangen, seit wir, Du und ich, uns trennen mussten. Ich sitze hier und schaue mir Deine Fotos an und denke die ganze Zeit an Dich. Meine Trauer ist unbeschreiblich. Du hast mir so viel bedeutet und fehlst mir jetzt so sehr. Obwohl Du selber krank warst, hast Du mich getröstet und immer wieder lächeln lassen. Ich habe niemals einen Hund wie Dich gehabt, einen Hund, der so fröhlich und geduldig war. Du warst freundlich gegenüber Allem, was sich bewegte, immer arbeitswillig und dabei doch so verspielt. Du hast mir vollständig vertraut und ich hatte immer das Gefühl, dass Du alles verstanden hast, was ich sagte, und sogar das, was ich nicht sagte. Ich möchte Dir auch noch für all die Male danken, da Du mich beschützt hast, weil Du glaubtest, ich würde angegriffen. Du hast immer so gut auf mich aufgepasst, dass ich mich vollkommen sicher fühlte, wenn Du bei mir warst, und auch diese Sicherheit fehlt mir jetzt.
Ich werde Dich nie vergessen, Du wirst immer bei mir sein, bis ich selbst aus dem Leben scheide. Du bist immer in meinen Gedanken und Deine Asche werde ich in einer Urne bewahren, denn so habe ich das Gefühl, dass ich zumindest noch einen Teil von Dir bei mir habe. Ich hoffe so sehr, dass Du es dort gut hast, wo Du nun

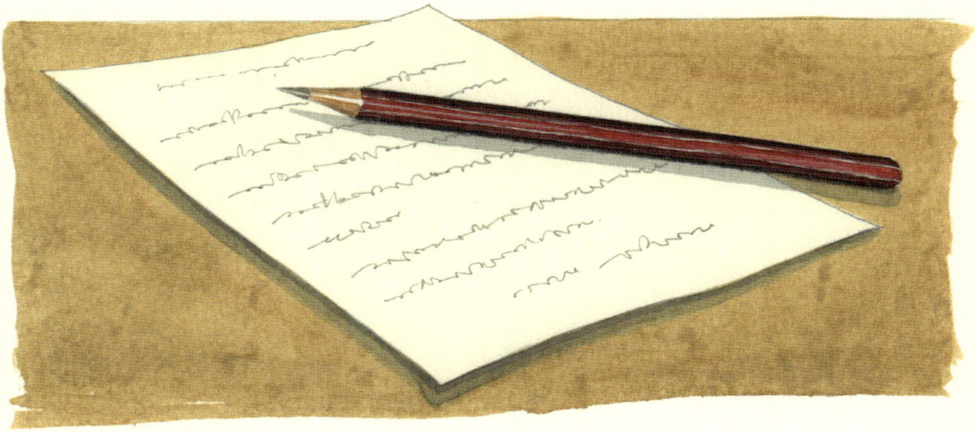

auch immer bist in Deinem Hundehimmel, und dass es dort viele andere Hunde gibt, mit denen Du spielen kannst.

Wir waren eins miteinander, Du und ich, und ich weiß, dass Du wusstest, wie sehr ich Dich liebte. Du sollst wissen, dass ich immer das Beste für Dich im Sinn hatte und so lange, wie es nur ging, gekämpft habe, damit Du es gut hast.

Manchmal hast Du in meinem Bett geschlafen, manchmal lagst Du mit mir auf dem Sofa, manchmal unter dem Tisch, während ich aß, und ich spüre Dich noch immer an all diesen Orten, sogar im Auto, wo Du immer auf der Rückbank saßest. Deine Spielsachen sind immer noch da, und ich will sie auch nicht wegräumen, ebenso wenig wie die weichen Felle, auf denen Du gelegen hast.

Obwohl ich alles dafür geben würde, Dich wie durch ein Wunder zurückzubekommen, bin ich andererseits froh, dass Du nun keine Schmerzen mehr hast. Ich konnte es kaum noch ertragen, Dich so leiden zu sehen, und deshalb bin ich bei aller Trauer froh, dass Du es nun besser hast.

Wir haben so viel miteinander erlebt... Du warst meine Seelenverwandte... und in meinem Herzen, meine Liebe, wirst Du immer sein, Tag und Nacht. Mein Leben wird nie mehr so sein wie vorher. Manchmal weiß ich nicht, wie es ohne Dich weitergehen soll. Wie soll sich wieder Fröhlichkeit einstellen, worüber soll ich lachen können, wenn ich die Räume betrete, in denen Du fehlst?!

Ich konnte in dieser vergangenen Woche nichts machen, so groß und zerstörerisch ist meine Trauer um Dich. Noch nie habe ich ein anderes Lebewesen so sehr vermisst, und auch wenn ich immer wusste, dass dieser Tag, da Du nicht mehr bei mir sein würdest, kommen würde, so ist es dennoch so schwer und traurig ohne Dich, wie ich es mir nicht vorstellen konnte.

Deine Lieblingsfrucht waren die Äpfel, und ich hoffe, dass es da, wo Du jetzt bist, viele Äpfel gibt. Du sollst wissen, dass es nie wieder jemanden wie Dich geben wird für mich. Du warst einmalig.

Alle Umarmungen der Welt wünscht Dir, Dessi,
Dein Frauchen

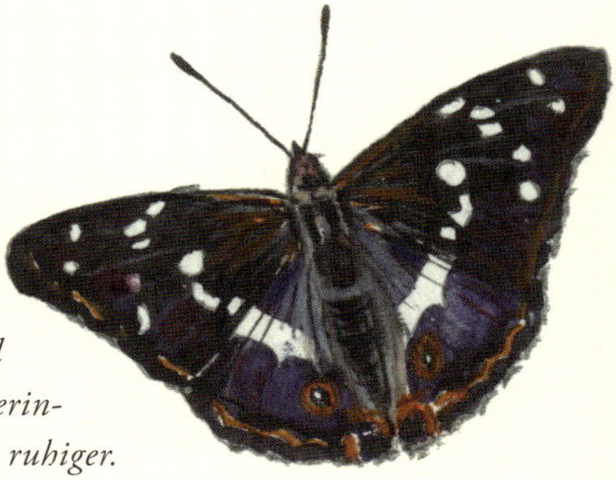

Hallo, meine Schöne!

Heute bin ich den kleinen Waldweg hinter dem Park entlanggegangen, wo wir beide immer gegangen sind. Ich hatte Dein Halsband in meiner Jackentasche, so dass ein Teil von Dir sozusagen mit mir gegangen ist. Das erinnert mich an Dich, es hilft mir und ich werde ruhiger. Ich glaubte nicht, dass es ohne Dich so schmerzhaft und schwer sein würde. Ich leide jeden Tag und habe begonnen, zum Trost zu essen. Nun gehe ich auf wie ein Hefekloß, aber selbst das ist mir egal, denn es gehört zu meiner Trauer um Dich.

Wenn ich intensiv an Dich denke, kann ich Deine weiche Nase an meiner Wange spüren und Deine warmen Ohren, wenn wir auf der Bank am Fußballplatz saßen und philosophierten, und ich Dich kraulte.

Deine Felle, auf denen Du gelegen hast, riechen immer noch nach Dir, und manchmal gehe ich dorthin und rieche an ihnen. Dein grüner Igel, mit dem Du draußen im Garten immer gespielt hast, liegt wohl immer noch da. Den werde ich im Herbst wiederfinden, wenn das Gras verdorrt. Es ist unfassbar, dass Du weg bist, mir scheint, ich lebe in einem furchtbaren Traum, aus dem ich hoffentlich irgendwann wieder erwachen werde. Ich glaube, Du weißt, wie ich mich fühle. Du hast mich so gut gekannt...

Die Gedanken an Dich sind wie ein Rettungsanker. Ich bin so durcheinander und rastlos, fühle mich unsicher. Es kommt mir so vor, als ob ich zur Hälfte verschwunden wäre, Du warst ein so wichtiger Teil meines Lebens. Heute, am 24. September, wärst Du acht Jahre alt geworden. An Deinem Geburtstag hast Du immer etwas besonders Leckeres bekommen und jetzt schaue ich auf Deine leeren Futterschalen, die ich noch nicht wegräumen konnte. Manchmal bist Du noch so nah, ich kann Dich dann so deutlich spüren, als würdest Du jeden Moment durch die Tür hereinkommen.

Ich werde eine Vergrößerung des schönsten Fotos machen, das ich von Dir habe. Ich schaue mir oft Fotos von Dir an und werde dann ganz ruhig. Die Erinnerungen sind alles, was ich noch habe, und das Schöne ist, dass sie mir niemand nehmen kann.

Aber meistens fühle ich mich noch schlecht. Ich bin einsam und verwirrt. Gestern saß ich mit Deiner Urne im Arm, um Kontakt mit Dir bekommen zu können. Wenn ich die Augen schließe und mich konzentriere, kann ich Deine weiche Schnauze in meiner Hand fühlen. In solchen Momenten bist Du bei mir, das spüre ich.

Du hättest ein viel längeres Leben haben sollen, als das, das Du bekommen hast. Oh, wie ich wünsche, dass Du hier wärst! Ich habe es so schwer zu lächeln im Moment. Niemand hat mich jemals so geliebt wie Du. Alles ist mir zuwider, ich erkenne mich selbst nicht wieder, bin nervös und irritiert – und hoffe, dass es mir irgendwann wieder besser gehen wird, und ich hoffe, dass Deine Seele in einem anderen Hund weiterleben kann, der geliebt wird, ein wundervolles Leben hat und so viel Freude und Wärme verbreitet, wie Du sie mir gegeben hast.

Umarmungen und Küsse
von Deinem Frauchen

Ein Buch schreiben

In einem Buch können Sie alle Erinnerungen, Gedanken und Gefühle in einer Geschichte erzählen. Ob Sie dieses Buch auch anderen zugänglich machen, es vielleicht sogar verlegen lassen, ist gar nicht so wichtig. Zunächst ist es Ihr ganz persönliches Buch, in dem Sie von dem Tag Ihres Zusammentreffens bis zum Abschied alles aufschreiben, was Sie miteinander verbunden hat. Gute und schwere Zeiten, Heiteres und Trauriges, Schönes und Dramatisches... einfach alles.

Eine Schatztruhe voller Erinnerungen

Basteln oder kaufen Sie eine schöne Kiste und packen Sie in diese lauter Dinge, die Sie an die gemeinsame Zeit mit Ihrem Hund erinnern: Sein Lieblingsspielzeug, etwas Fell von ihm, sein Geschirr und seine Leine, Sand von seinem Lieblingsstrand oder Erde von einer Wiese, auf der er gern gebuddelt hat. Vielleicht auch Fotos von seinen Freunden, von ihm selbst und von Ihnen. Was immer Ihnen wichtig und wertvoll erscheint.

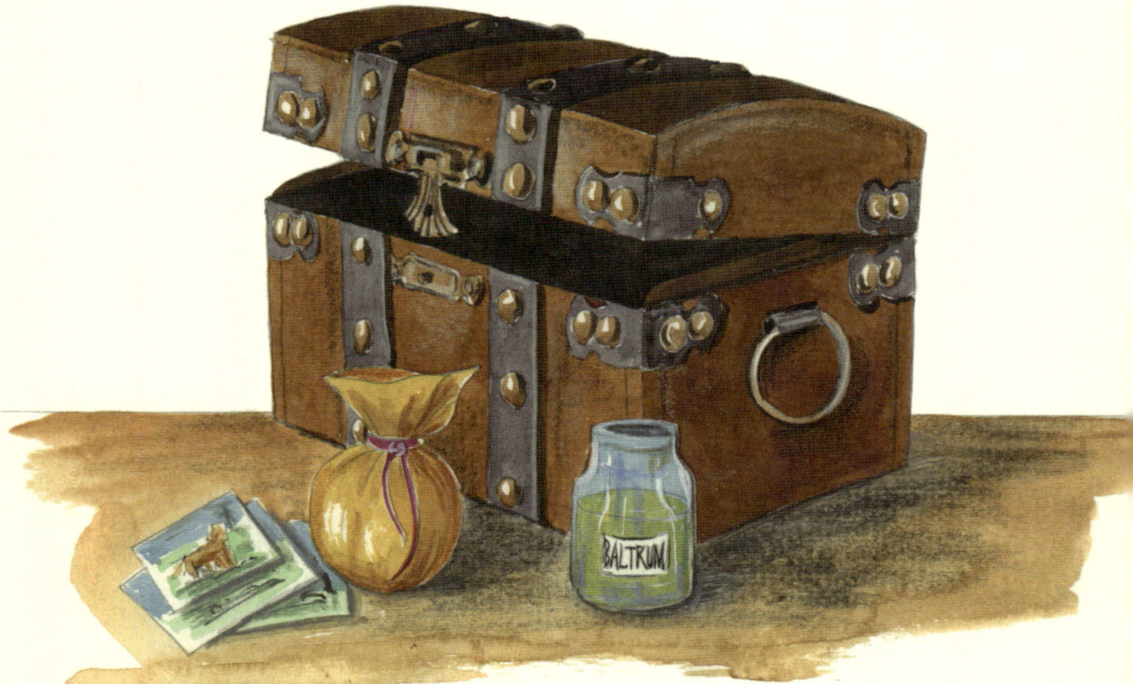

Pflanzen Sie einen Baum

Pflanzen Sie entweder auf sein Grab oder an einen anderen schönen Ort einen Baum und stellen Sie neben diesem eine Holztafel auf, auf der sein Name, sein Geburtsdatum und sein Todeszeitpunkt stehen. Eventuell auch ein schöner Spruch oder ein Gedicht, etwas, das Sie an ihn erinnert. In den kommenden Jahren wird der Baum wachsen und Sie mit seiner Schönheit und Stärke an Ihren Hund erinnern.

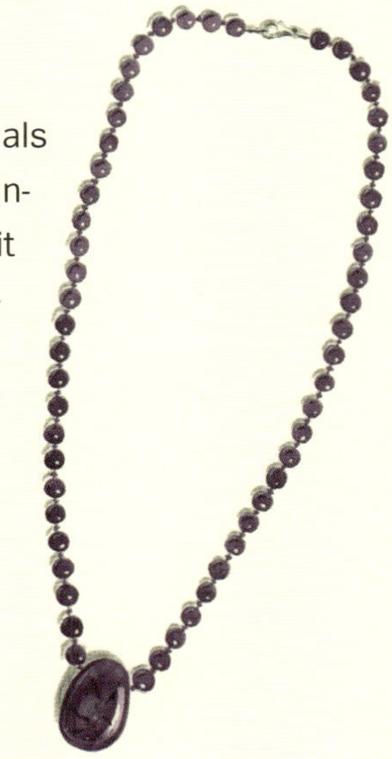

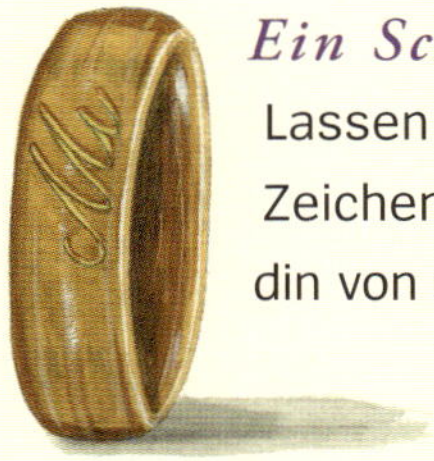

Ein Schmuckstück

Lassen Sie sich ein Schmuckstück fertigen, das Sie als Zeichen der inneren Verbundenheit tragen. Eine Freundin von uns ließ sich einen Ring fertigen, in den Sie mit ihrer eigenen Handschrift den Anfangsbuchstaben des Namens ihres Hundes eingravieren ließ. Eine andere Freundin ließ sich aus einem Edelstein, den sie ihrem verstorbenen Pferd für die Zeit des Transports in das Tierkrematorium um den Hals gebunden hatte, eine Kette fertigen, die sie nun trägt.

Die beschriebenen Trauerrituale geben uns die Gelegenheit, würdig von unserem Freund Abschied zu nehmen und uns an ihn zu erinnern. Außerdem können Sie uns dabei helfen, den Tod unseres Freundes zu verarbeiten, denn sie sind auch ein wichtiger Bestandteil der Trauerarbeit, mit der wir uns im nächsten Kapitel beschäftigen.

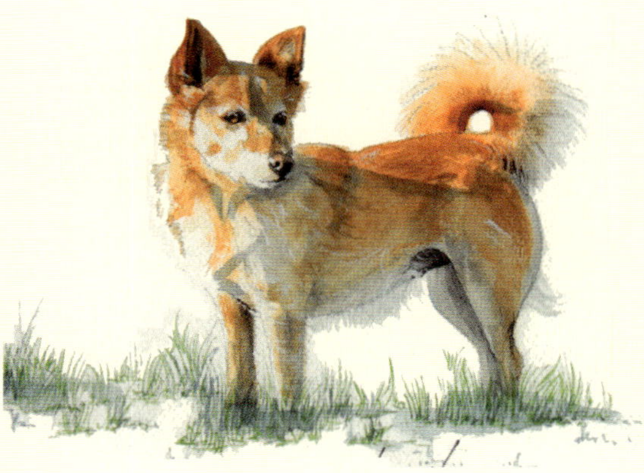

– Die Trauerarbeit –

Trauerarbeit ist wichtig, denn sie hilft uns an einen Punkt zu gelangen, an dem wir den schweren Verlust unseres geliebten Hundes akzeptieren können –, und das ist wichtig, denn wenn es uns nicht gelingt, die Trauer irgendwann zu überwinden, kann es passieren, dass wir bestimmte Gefühle gar nicht mehr zulassen oder vielleicht niemals wieder so tief für ein Tier empfinden können. Es kann auch sein, dass wir völlig blockieren und uns nie wieder auf einen neuen Hund wirklich einlassen, aus lauter Angst, auch diesen irgendwann wieder verlieren zu müssen. Im schlimmsten Fall bleiben wir über Jahre im schmerzhaften Trauerprozess hängen und wollen gar nicht mehr mit einem Tier zusammenleben.

Trauerarbeit ist nicht einfach. Wir müssen uns mit der Vergänglichkeit des Seins auseinandersetzen, auch unserer eigenen. Und sie ist auch nicht im Handumdrehen abgetan, es liegt in ihrer Natur, dass sie Zeit braucht. Immer wieder müssen die Gedanken und Gefühle in den Mühlen des Bewusstseins und des Unterbewusstseins gemahlen werden, immer wieder umklammert der Schmerz des Verlustes unser Herz, immer wieder wird man von Albträumen und Ängsten berührt, ein ums andere Mal muss der Verlust schmerzen und verletzen – bis die Seele schließlich heilen kann. Denn mit jedem Mal wächst der Abstand ein kleines bisschen mehr und die Bilder der Angst werden schließlich zu kleinen Erinnerungsfragmenten, die im Archiv der Seele abgelegt werden können. Stück für Stück kommen sie dorthin, befreit von der Angst, auch wenn die Sehnsucht nach unserem verstorbenen Hund noch gegenwärtig ist. Nach einer Weile ist es so, als würde man in einem Fotoalbum aus längst vergangenen Zeiten blättern, und eines Tages sind dann die meisten Erinnerungen leicht geworden und man erin-

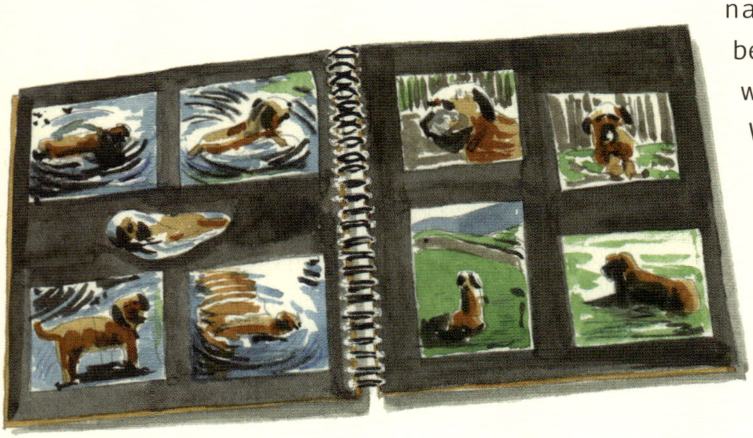

nert sich mit einem Lächeln... Wie lange es dauern wird, ehe man diesen Punkt erreicht, kann einem niemand sagen. Das ist von vielen Faktoren abhängig, unter anderem von unserer religiösen Überzeugung, unserer Einstellung zum Leben und natürlich auch zum Tod.

Zunächst stellt die Trauer das gesamte Seelenleben auf den Kopf. Man ist verwirrt, desorientiert in Zeit und Raum, hat viele irrationale Gedanken, ist seinen Gefühlen nicht mehr Herr, was ebensolche irrationale Handlungen zur Folge haben kann. Manche Menschen sitzen zum Beispiel tage- oder wochenlang herum, fühlen sich wie gelähmt. Andere stürzen sich in stetige Geschäftigkeit, wieder andere reden pausenlos und schließlich gibt es noch die, die vor lauter Trauer gar nicht mehr reden können, sich wie Gefangene im eigenen Körper fühlen und immer wieder von Weinkrämpfen geschüttelt werden.

Für manche Menschen fühlt es sich an, als wäre die Fähigkeit, klar zu denken durch die Grausamkeit der Wirklichkeit ramponiert worden, als wären ihre Gefühle in einen Panikzustand versetzt worden, als würden sie sich auf einer emotionalen Berg- und Talbahn ohne die geringste Kontrolle befinden. Deshalb handelt man im Zustand des Verlustes und der Trauer manchmal so unerwartet, untypisch und unlogisch, dass die Menschen um einen herum glauben könnten, man hätte den Verstand verloren. Ganz zu schweigen davon, dass man ja selbst an sich zweifelt.

In einer solchen Ausnahmesituation ist es wichtig, Hilfe in Form von Trost und Unterstützung zu erhalten. Aber wie können Trost und Unterstützung aussehen? Zunächst scheint nichts geeignet zu sein, die Situation dauerhaft zu erleichtern. Tatsächlich hilft aber die Zeit, die ja sprichwörtlich alle Wunden heilt. Außerdem ist es gut, mit Freunden sprechen zu können, die die eigene Gedanken- und Gefühlswelt nachempfinden können. Es hätte natürlich wenig Sinn, mit jemandem zu sprechen, der die Trauer um einen Hund für sentimentalen Unsinn oder übertriebene Tierliebe hält. So jemand würde den Trauernden nicht verstehen. Und nicht jede gut gemeinte Hilfe ist auch wirklich gut für den Trauernden! Jegliche Form der Therapie, jede Hilfe, die darauf hinausläuft, dass man einfach an anderes denken soll, die versucht, die Trauer zu unterdrücken und die Gefühle zu betäuben, kann zwar die Tränen, die Proteste, die Angst und Hoffnungslosigkeit für eine Weile verschwinden lassen, aber nicht wirklich heilen; denn all diese Gefühle sind wichtige Bestandteile der Trauer und nur, wenn wir sie durchleben, können wir geheilt und gestärkt aus ihr herauskommen und das Licht am Ende des Tunnels finden.

Selbst wenn der Augenblick also so unerträglich wird, dass man vom Arzt Hilfe in Form von Beruhigungsmitteln oder anderen Medikamenten bekommt, muss man darauf achten, dass der Zeitraum der Gabe begrenzt ist und man wenig später die Möglichkeit hat, die Trauerarbeit fortzusetzen.

Typisch für die Trauer ist, dass man sich unendlich viele Fragen stellt:
„Warum wird meine Verzweiflung nicht weniger? Warum erfüllt mich meine Trauer so sehr mit Angst? Und warum fühle ich mich dauernd schuldig?“ All das ist normal und das ist tatsächlich tröstlich. Die meisten Menschen, die einen herben Verlust erlitten haben, reagieren so. Die Fragen stehen gewöhnlich Schlange vor dem Herzen und drehen sich im Kreis:

„Musste der Hund zu früh sterben?“
„Oder hat er zu lange mit Schmerzen gelebt?“
„Warum habe ich nicht mehr Zeit für ihn gehabt?“

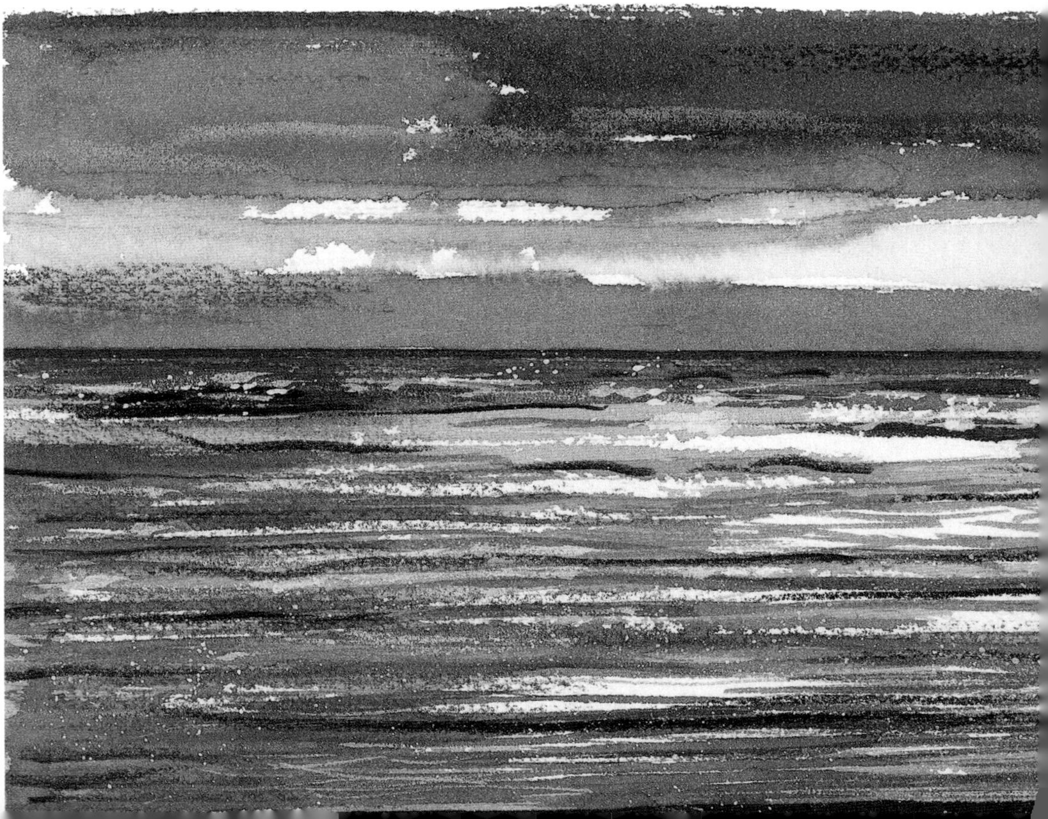

„Warum gingen wir keine langen Spaziergänge mehr?"
„Habe ich wirklich alles für ihn getan oder hätte ich mehr tun können?"
...

Darüber hinaus entsteht fast immer ein Schuldgefühl, wenn man jemanden verliert, der einem nahe stand und den man liebte –, und es ist dabei unerheblich, ob das ein Mensch oder ein Tier war. Unabhängig davon, wie viel oder wenig wir für unseren Hund getan haben, fragen wir uns selbst vorwurfsvoll, ob es genug war. Bei der Überprüfung dieser Fragen entstehen Schuldgefühle, die real oder auch völlig irreal sein können. Wir machen uns Vorwürfe, weil wir

- auf jemanden gehört haben, der uns einen unsinnigen Rat gab.
- auf jemanden nicht gehört haben, der einen guten Rat für uns gehabt hatte.
- wir insgesamt zu streng waren oder in bestimmten Situationen überreagiert haben.
- wir nicht genug Zeit hatten für unseren Hund.
- ...

Die Schuld ist für die meisten ein Teil der Trauer, wie unrealistisch sie auch sein mag. Dieses Gefühl wirkt wie etwas Konkretes, an dem man die Trauer aufhängen kann; etwas, das wir brauchen, um die Last der Trauer tragen zu können. So wie man einen Bügel oder einen Haken benötigt, um seinen Mantel daran aufzuhängen. Aber dennoch ist dieses Schuldgefühl meistens irreal.

Natürlich gibt es Situationen, in denen man hätte anders handeln können. Natürlich gab es Momente, da man nicht das hätte tun sollen, was man getan hat. Natürlich gab es Momente, in denen man den anderen falsch verstanden hat. Solche Situationen gibt es in jeder Beziehung, egal ob zwischen Menschen oder zwischen Mensch und Tier. Niemand ist perfekt. Wir tun Dinge, die wir bedauern und die uns eines Tages als Schuld zur Last gelegt werden.

Das betrifft das gesamte Leben und alle Beziehungen – wir sind keine Roboter, sondern Menschen. Wir machen Fehler, das ist eben so. Um aus der Trauer herauszukommen, müssen wir lernen uns zu verzeihen, was wir getan oder auch nicht getan haben. Und hierbei können uns die Tiere so hilfreich sein! Erinnern Sie sich an Ihren Hund, war er nicht ein Meister im Verzeihen?! Hat er Ihnen nicht immer wieder vergeben, egal wie viele Fehler Sie gemacht haben?! Man sollte also der Schuld nicht allzu viel Raum geben und ihr nicht erlauben, die Trauer noch zusätzlich zu erschweren, und sollten Sie zu den Menschen gehören, die sich nicht schuldig fühlen, seien Sie dankbar dafür.

Insbesondere wenn man ein Tier verloren hat, kann sich ein Gefühl von Scham bemerkbar machen. Das hängt damit zusammen, dass andere denken, es wäre falsch, um ein Tier zu trauern. Man lässt sich davon beeinflussen, was andere denken – oder vielmehr was man glaubt, das andere denken oder auch nur denken könnten. Diese Scham kann entstehen, solange man nicht miteinander redet, solange es still ist zwischen dem Trauernden und seiner Umgebung. Man empfindet Scham darüber, dass man so tief trauert, dass man um ein Tier trauert, dass andere sehen können, welche tiefen Gefühle man im Stande zu haben ist und dies kritisch sehen könnten.

Die Scham ist genauso irreal wie die Schuld. Man braucht sich für nichts zu schämen, nicht vor sich selbst und nicht vor anderen. Mit größter Wahrscheinlichkeit findet niemand in der Umgebung eines Trauernden etwas dabei, dass man um seinen Hund trauert. Und sollte sich doch jemand finden, der so denkt, sollte man nicht darauf hören, denn letztendlich ist es ein Zeichen von seelischer Gesundheit, dass man traurig ist, wenn man einen lieben Freund verloren hat. Wenn dem nicht so wäre, würde etwas fehlen oder ein ernsthaftes Problem auf der psychischen Ebene vorliegen.

Man kann es übrigens auch anders betrachten: Wir können stolz darauf sein, dass wir eine so tiefe und wundervolle Beziehung zu unserem Hund hatten, dass wir jetzt so traurig sind; denn manche Menschen sind gar nicht fähig, so tief zu lieben, und somit bleibt ihnen eine wertvolle Erfahrung verborgen. Schon in der Ode „An die Freude“ (bekannter unter: „Freude schöner Götterfunken“) von Beethoven und Schiller heißt es: „Ja, wer auch nur eine Seele sein nennt auf dem Erden rund, und wer`s nie gekonnt, der stehle weinend sich aus diesem Bund“.

Das Leben eines Hundes ist nun einmal so viel kürzer als das unsere, dass es unweigerlich zu einem Abschied von ihm kommen wird. Das ist sehr traurig, hat aber auch etwas Tröstliches. Nehmen wir einmal an, Hunde würden genau so alt wie wir oder sogar noch älter. Dann entstünde das Problem, dass wir vielleicht vor ihnen stürben –, und sie somit in der Ungewissheit zurücklassen müssten, wie ihr Leben weiter verlaufen würde, wenn wir nicht mehr für sie sorgen könnten. So müssen wir zwar irgendwann schmerzhaft Abschied nehmen, aber zumindest wissen wir dann, dass dieses Tier bis zu seinem Tod liebevoll von uns umsorgt war.

Last not least ist zu bedenken, dass nicht nur die Person, die trauert, eine schwere Zeit durchlebt, sondern auch die Menschen, die mit ihr zusammenleben oder eng mit ihr befreundet sind. Ihnen ist es auferlegt, den Trauernden in seiner ganzen Hilflosigkeit und Verzweiflung zu sehen, was natürlich zu dem Wunsch führt, ihm zu helfen. Aber welche Art der Hilfe ist die richtige? Und womit tritt man eher ins gefürchtete Fettnäpfchen? Manchmal ist es gar nicht so einfach, das Richtige zu tun...

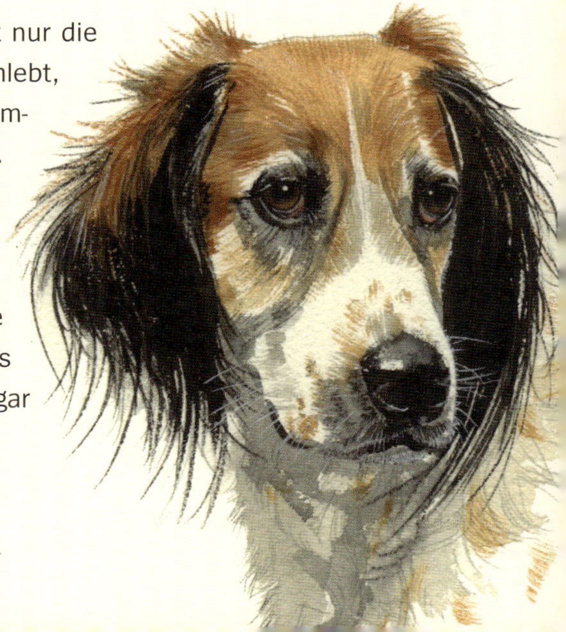

Auch wenn es gut gemeint ist, ein aufmunterndes Auf-den-Rücken-Klopfen mit Sätzen wie: „Du weißt doch, dass Hunde nun mal nicht so alt werden wie Menschen“ oder „Jetzt übertreib‘ es mal nicht mit dem Traurigsein, lass Dich nicht so hängen, morgen sieht die Welt schon anders aus“, helfen wenig und nerven eher, denn sie geben dem Trauernden das Gefühl, nicht verstanden zu werden.

Viel besser ist es, einfach da zu sein und den Trauernden in seiner Situation ernst zu nehmen. Ein gemeinsamer Spaziergang, bei dem auch nicht unbedingt geredet werden muss, ein Gehaltenwerden, wenn die Tränen wieder fließen, das Zuhören, wenn dem anderen nach Reden ist, oder der Beistand während der Beerdigung sind viel wertvollere Hilfen, die demjenigen, der gerade seinen Freund auf vier Pfoten verloren hat, das Gefühl geben, aufgehoben und umsorgt zu sein.

Mit jemandem reden zu können ist manchmal die wichtigste Hilfe für den Trauernden, denn dadurch, dass die eigene Traurigkeit wieder und wieder in Worte gefasst wird, bekommt man sie sozusagen raus aus dem Wirrwarr der negativen Gefühle, die im Kopf kreisen. Das Sprechen hilft, wieder mehr Klarheit zu erlangen und wieder mehr innere Ruhe in den chaotischen Zustand der eigenen Gefühle zu bekommen.

Auch wenn man als Trauernder sehr froh ist, einen Menschen um sich zu haben, der wirklich gut zuhören kann und für einen da ist, muss man darauf achten, ob es demjenigen nicht zu viel wird. Es kann passieren, dass diese Person selbst Angst vor der Trauer, den Tränen und der Schwere der Situation entwickelt, denn es ist nicht leicht, sich der tiefen Trauer eines anderen zu stellen. Erkennbar ist das oft daran, dass sie entweder der Situation ausweicht oder versucht, das Gespräch auf aufmunternde Themen zu lenken. Bemerkt man, dass es dem Freund, der Freundin zu viel wird, sollte man sich

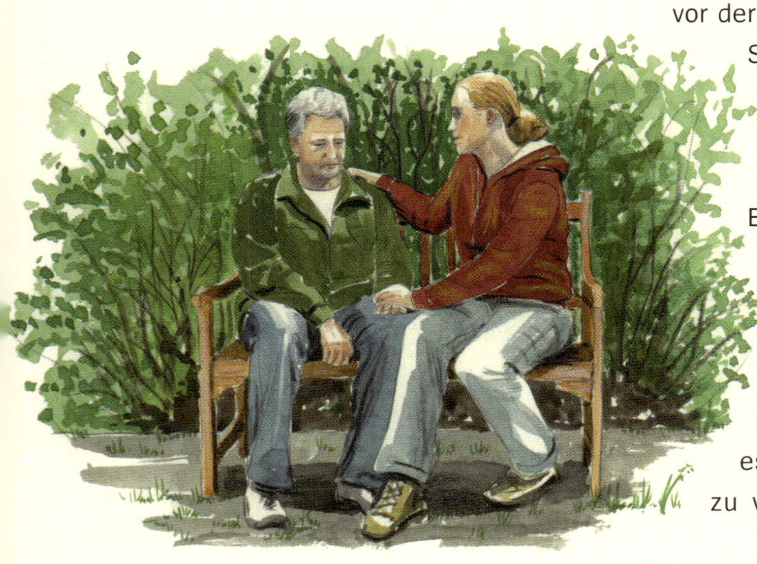

etwas zurücknehmen und dem anderen so die Gelegenheit geben, selbst erst mal wieder Kraft zu schöpfen.

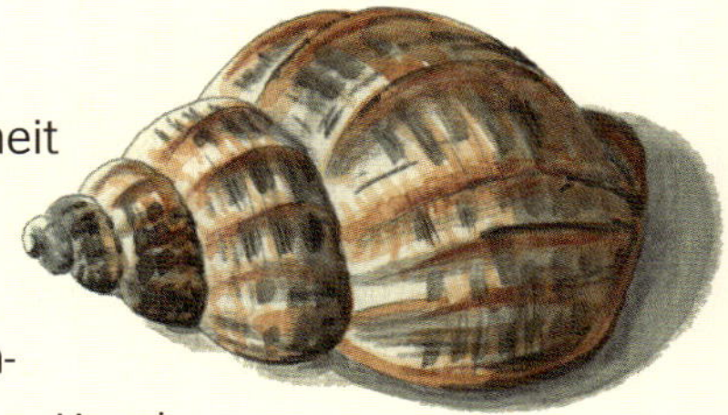

Man muss auch nicht unbedingt mit einem anderen Menschen reden. Auch das Gespräch mit dem verstorbenen Hund kann eine große Hilfe sein, weil man auch dabei die Gelegenheit erhält, über seine Gefühle zu sprechen und es einem für einen Moment das Gefühl gibt, noch eng miteinander verbunden zu sein. Das gewohnte Zusammengehörigkeitsgefühl stellt sich ein und tröstet zumindest für den Augenblick.

Jeder muss seinen eigenen Weg finden, mit der Trauer umzugehen und sie zu bearbeiten. Finden Sie selbst heraus, welches der richtige Zeitpunkt für Sie ist, wann Sie die Kraft haben, sich dem Trauerprozess zu stellen. Dabei sollten Sie sich keinesfalls zu irgendetwas zwingen, aber andererseits sollten Sie auch nicht den Fehler machen, die Trauer aus Angst vor dem Schmerz zu verdrängen. Es ist nicht ungewöhnlich, dass man das tut; Männer übrigens öfter als Frauen. Mit Schutzmauern um das Herz schließt man die Augen und stürzt sich in die Arbeit oder in etwas Anderes, das einen ablenken und auf andere Gedanken bringen soll. Man will nicht von seinem Verlust reden, sondern isoliert sich und versteckt sich vor der Umwelt in dem Glauben, dass alles von alleine vorbeigehen wird wie eine Erkältung. Aber dem ist nicht so.

Letztendlich kommt niemand von uns darum herum, sich seiner Trauer zu stellen. Aber man kann sich dazu den Zeitpunkt aussuchen, der einem als richtig erscheint. Dabei ist das Wichtigste, auf seine Gefühle zu achten und diese ernst zu nehmen; denn dann weiß man, wann und wie man der Trauer begegnen kann, und spürt auch, wer einem am besten wie dabei helfen kann. Man sollte diesem Prozess die Zeit lassen, die er benötigt, und sich dabei von niemandem einreden lassen, dass zum Beispiel die Länge der Trauer etwas mit der Tiefe der Gefühle zu tun habe, denn das stimmt nicht. Wie lange jemand braucht, um über den Verlust eines geliebten Freundes hinweg zu kommen, hängt von vielen Faktoren ab, zum Beispiel der Erfahrung mit Verlusten, der religiösen Einstellung, der Erziehung und Vielem mehr.

Ganz gleich also, wie lange es dauert, ein Ende ist in Sicht. Aber man sollte es nicht zu eilig haben. Um zum Tag zu kommen, muss man durch die Nacht gehen.

– Die Trauerphasen –

In diesem Kapitel betrachten wir die Phasen, denen man auf seiner eigenen inneren Reise durch die Trauer folgen kann. Diese Phasen können individuell sehr unterschiedlich erlebt werden; es gibt keine Formel, an die man sich halten könnte, wenn einen die Traurigkeit erfasst hat. Aber zumindest hilft es zu wissen, dass Menschen überall auf der Welt Ähnliches erleben, man also nicht allein ist mit dem gefühlsmäßigen Chaos nach einem Verlust.

Die Schockphase

Plötzlich ist die ganze Welt zusammengebrochen. Das, wovon man wusste, dass es geschehen würde, ist geschehen. Wir wissen, dass das Leben mit dem Tod endet, dass an diesem ewigen Kreislauf niemand vorbei kommt, das ist uns alles völlig klar und trotzdem erwischt es uns oft unerwartet heftig.

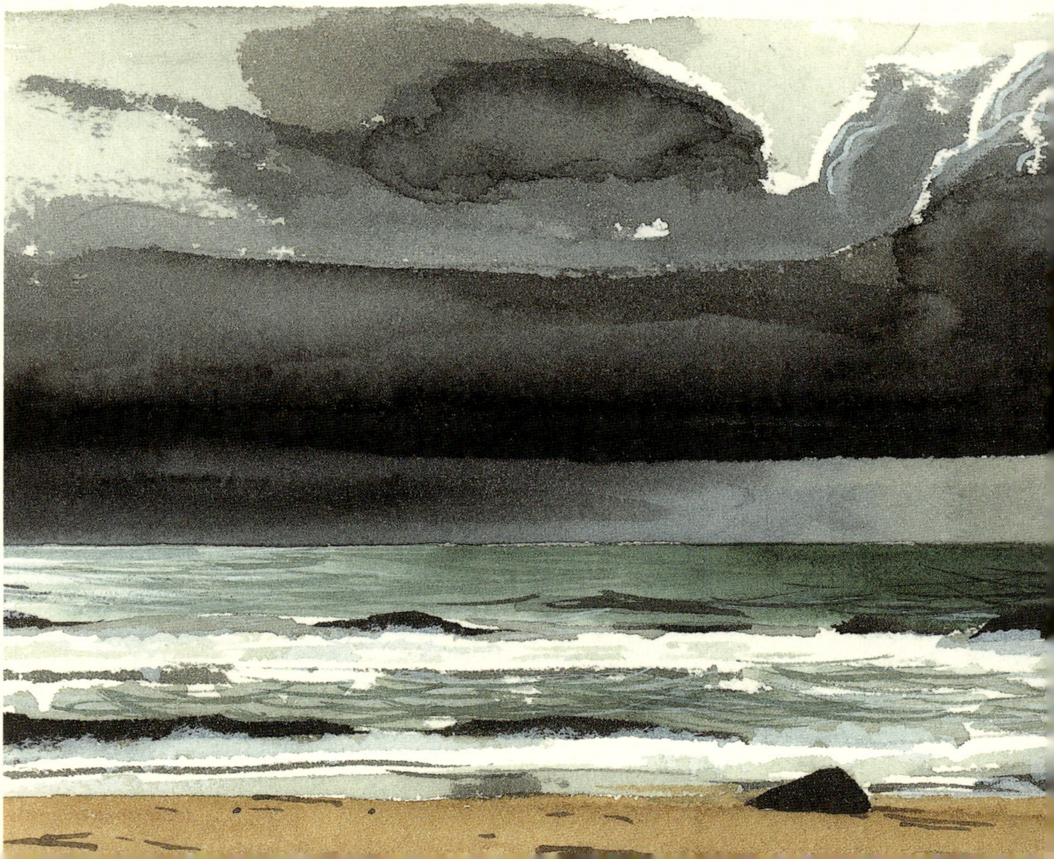

Das Leben unseres Hundes hat sich vollendet und ist zu seinem Abschluss gekommen, aber ehe wir mit diesem Verlust abschließen können, wird es noch eine ganze Weile dauern, denn zunächst beginnt für uns die Zeit der Trauerarbeit um einen lieben Freund, den wir soeben verloren haben.

Lebenserwartung

Das Leben von uns allen ist begrenzt und wir wissen, dass ein Hund bei normaler Lebenserwartung nicht so alt wird wie wir Menschen. Es ist selten, dass er älter als 15 Jahre wird, sein Leben ist kurz, oft viel zu kurz und nicht alle Hunde sterben erst, wenn sie ihr maximales Lebensalter erreicht haben. Manche sterben schon früher, zum Beispiel an einer Krankheit oder durch einen Unfall.

Wenn ein Hund unerwartet und in jungen Jahren stirbt, ist das natürlich noch schmerzhafter. Das ohnehin schon kurze Leben wurde noch kürzer und viele Fragen, warum das so ist, jagen uns durch den Kopf. Oft empfindet man Schuldgefühle, die die Trauer mit ihren meist völlig grundlosen Anklagen noch erschweren.

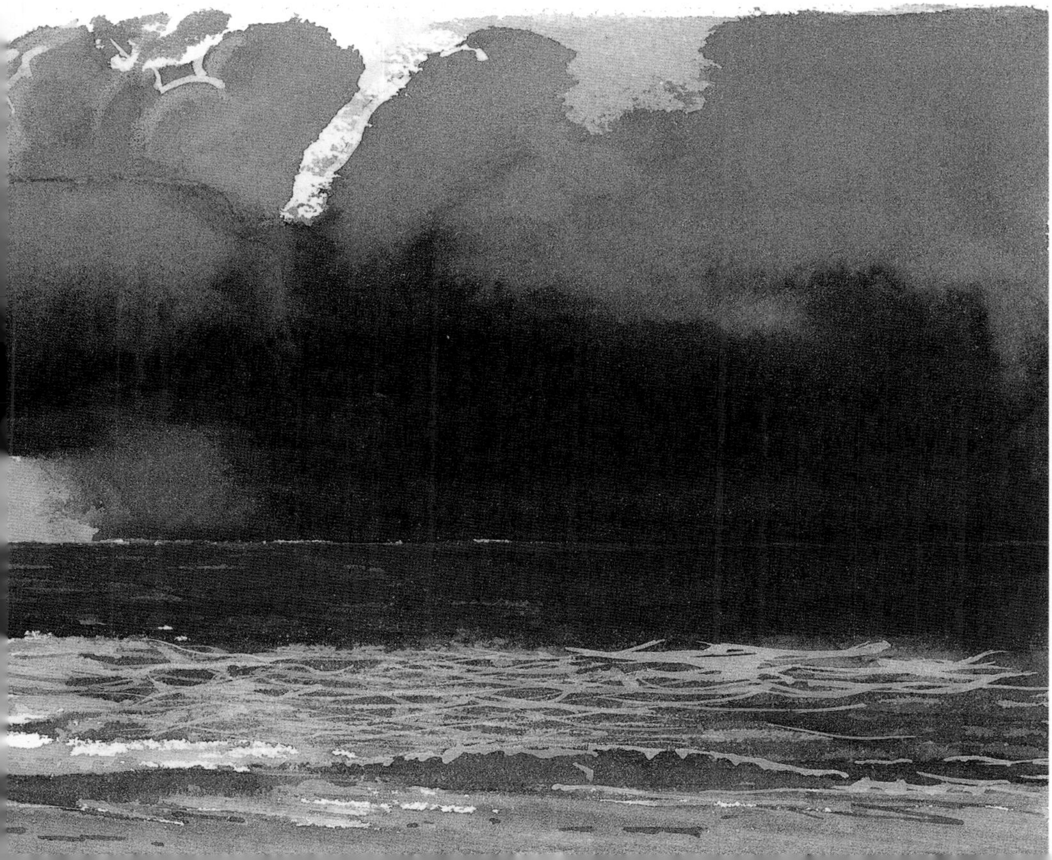

Man kann sich nicht wirklich vorbereiten

Natürlich hat man sich auf das unausweichliche Ende vorbereitet. Man hat den Gedanken daran gedacht, ihn bearbeitet, sozusagen im Schutz dessen, was noch nicht eingetroffen ist, vielleicht ein wenig insgeheim. Aber man kann sich nicht wirklich auf diesen Schmerz vorbereiten. Stirbt unser Hund, haben wir das Gefühl nur noch zu sinken, wie ein Stein auf dem Weg zum Meeresboden.

Es spielt dabei überhaupt keine Rolle, wie bewusst man sich darüber ist, dass das Ende immer kommt. Wenn das Ende da ist, tut es dennoch weh. Das ist so, als ob man die hereinbrechende Trauer nicht vorhersehen könnte – trotz aller Schutzwälle, die man in Gedanken vorbereitet hat. So als würde man das Gehirn auf das vorbereiten können, was da geschehen wird, aber nicht das Herz, denn Gefühle kann man nicht vorbereiten, sie unterliegen ihren eigenen Regeln.

Kommt das Ende plötzlich und ohne Vorwarnung, hat man sich überhaupt nicht vorbereiten können. Dann kann der Verlust zu einem gewaltigen Schock werden, der ungeahnte Ängste auslöst. Das hatte man nicht erwartet, das kam wie ein Schlag von hinten, und man fällt in ein Trauma. Diese plötzliche und überraschende Begegnung mit dem Tod fühlt sich an wie ein Aufprall auf eine Betonwand bei hoher Geschwindigkeit.

Es hat keinen Sinn, immer und immer wieder darüber nachzugrübeln, warum unser Hund gerade jetzt gestorben ist. Warum er nicht noch etwas mehr Zeit bei uns sein durfte, warum er so früh gehen musste usw. Es ist einfach so, wie es ist – wie traurig das auch sein mag.

Wir befinden uns in einem Schockzustand

Wenn man sich abgeschirmt fühlt, gefühlsmäßig stumm ist und glaubt, dass eigentlich nichts geschehen und alles noch wie früher ist, dann befindet man sich mitten im Schockzustand. Gefühlsmäßig gelähmt ist es zunächst schwer, die gesamte Tragödie zu erfassen, und das ist gut so, denn dies ist ein psychologischer Schutz, der verhindert, dass uns die Trauer überwältigt. Man erlebt alles wie in einem nebligen Tunnel.

In dieser Phase kommt die Angst oft in Träumen oder in Situationen zum Vorschein, die man nicht erwartet hat, zum Beispiel wenn man unterwegs ist und plötzlich etwas sieht, das an den eigenen Hund erinnert. Das kann sein bester Freund sein, ein Baum, an den er oft gepinkelt hat oder ein Hund, der dem unseren sehr ähnlich sieht oder sich auch nur ähnlich bewegt oder ähnlich bellt.

Zunächst kann man kaum verstehen, was geschehen ist, so als ob das Gehirn verhindern würde, dass die Information über den Verlust vollständig eindringt – aus Angst davor, an dem Schmerz zu Grunde zu gehen. Eine Barriere der Barmherzigkeit, die die Seele schützt.

Der beste Freund ist tot und es gibt nur noch diese große Leere, diese Stille von zurückgehaltenen Schreien. Es ist so, als würde man ein Leben nach außen leben, an der sozialen Oberfläche, wo man gerade so funktionieren kann, wenn auch mit gewaltiger Anstrengung. Ein anderes Leben lebt man in sich selbst und privat. Unter dieser erkämpften ruhigen und neutralen Oberfläche kocht und siedet es vor Trauer und Verstörung. Und manchmal bahnt sich die Trauer einen Weg nach draußen, ist nicht aufzuhalten, wie ein Vulkanausbruch.

Manchmal ist der Schlag so stark, dass man normale soziale Funktionen wie Arbeit und private Kontakte nicht mehr aufrechterhalten kann, mancher von uns braucht sogar ärztliche Behandlung. In diesem Zustand kann die Trauerarbeit nicht beginnen, man ist blockiert und schafft gar nichts und manchmal ist der Schock so stark, dass auch die Gefühle gelähmt sind. Man lässt nichts in sein Bewusstsein vordringen – und man lässt auch nichts hinaus. Man wird zu Stein, und das Herz verneint das Geschehene. Man beginnt, an seinem Verstand zu zweifeln, aber der sorgt nur dafür, dass das Herz geschont wird und nicht zerbricht.

Die Liebe zu einem Hund kann ebenso stark sein wie die zu einem Menschen

Es gibt Menschen, die glauben, dass man um einen Hund nicht so stark trauert oder trauern sollte wie um einen lieben menschlichen Freund, der gestorben ist. Aber das ist falsch, denn die Trauer wird nicht von dem bestimmt, um den man trauert, sondern von der Tiefe der Gefühle des Trauernden. Deswegen ist es auch unsinnig zu sagen: „Ach, es war doch nur ein Hund..." Solche Äußerungen sind sehr unreflektiert und kommen oft von Menschen, die der tiefen Trauer um einen wahren Freund nicht fähig sind, weil sie sich gefühlsmäßig nicht so tief einlassen – ganz gleich, ob dieser Freund ein Mensch oder ein Tier ist.

Wenn man Hunde mit Menschen vergleicht, wird sofort deutlich, dass Hunde mindestens ebenso viel Trauer und Verzweiflung wert sind, wie Menschen es sein können, wie das folgende über 100 Jahre alte Zitat zeigt:

"Treue ist eine gewöhnlich vorkommende Eigenschaft von Hunden, die jedoch selten bei Menschen anzutreffen ist. Hunde lieben und sind treu, Menschen begehren und verlangen, doch sobald das Verlangen zufriedengestellt wird, werden sie treulos! Dennoch, so wird behauptet, stehen Menschen höher auf der Skala der Schöpfung als Hunde. Das verstehe ich nicht. Wenn Wahrheit, Treue und Aufopferung Tugenden sind, sind Hunde den Menschen überlegen; wenn aber Prahlerei, Selbstbezogenheit und Arglist Tugenden sind, sind natürlich die Menschen den Hunden überlegen!"

Aus dem Buch Delicia von Marie Corelli, 1897

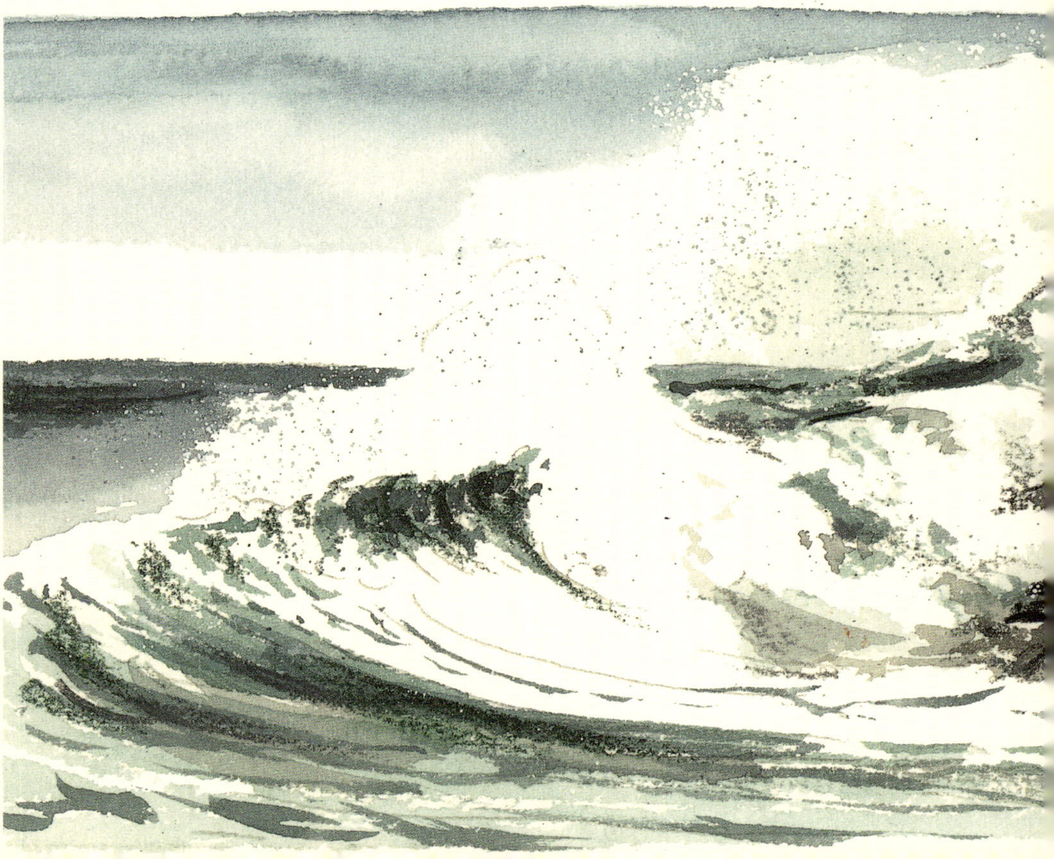

Werde ich verrückt?

In der ersten Phase der Trauer ist alles Chaos und Tumult. Die Gefühle fahren Achterbahn, entwickeln ein Eigenleben, man wird zu ihrem wehrlosen Opfer, denn man kann sie nicht steuern und ihnen nicht entkommen. Manchmal hört man Laute und sieht Dinge, die es nur in einem selbst gibt, wie Schritte, kleine Berührungen oder ein leises Bellen. Man glaubt, Tatzen des Hundes auf dem Fußboden zu hören, seine schnellen Atemzüge oder sein leises Winseln, aber wenn man sich umdreht, ist nichts zu sehen. Vielleicht sieht man einen Schatten im Augenwinkel und schaut hin, aber da ist nichts. Es ist leer und still wie in einem zeitlosen Zustand. Die Trauer erschafft Gespenster, mit denen das Gedächtnis die Sinne füttert.

Man kann den Korb mit dem Kissen und den Spielsachen des Hundes nicht berühren. Man geht um ihn herum, versucht, nicht in seine Richtung zu sehen – oder bleibt an seinem Anblick hängen, bis sich die Augen mit Tränen füllen und man nur noch hemmungslos weinen kann.

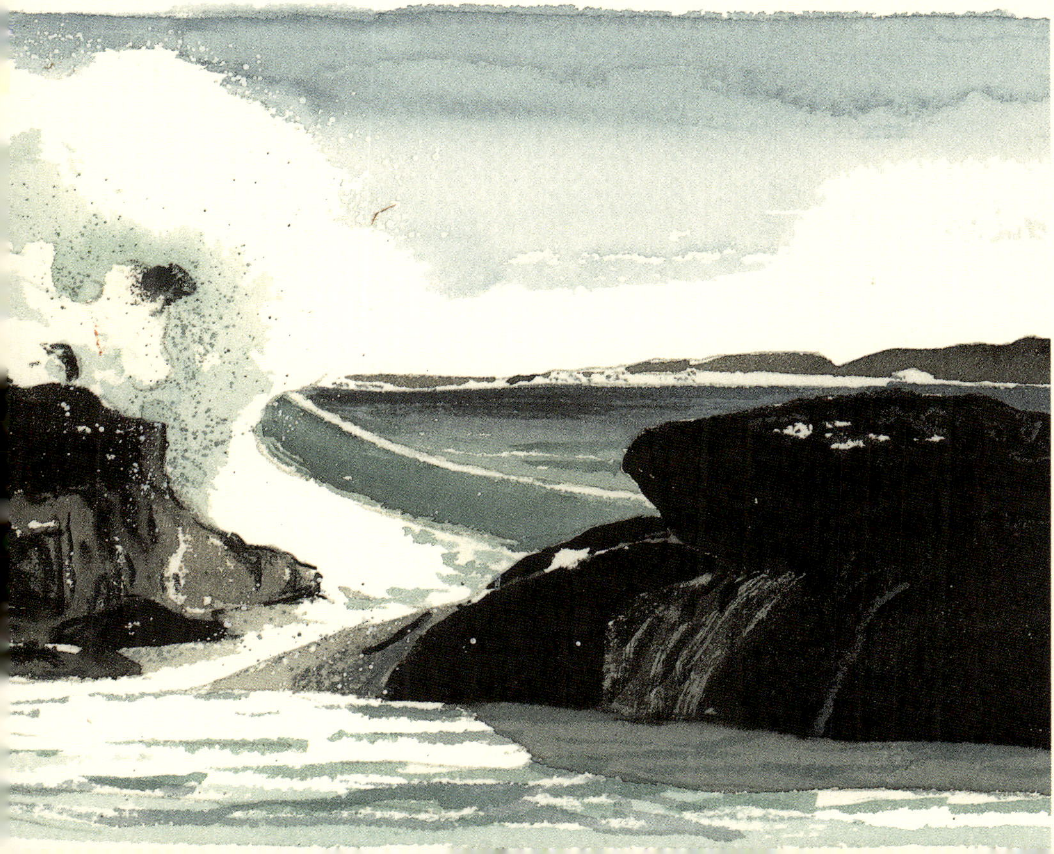

Die Stille und die Leere sind so intensiv, dass sie ein Echo im Raum auslösen. Gleichzeitig ist da diese verzweifelte Sehnsucht, die Laute und Bilder des vermissten Freundes entstehen lassen.

Der enge Raum der Trauer erstickt und lähmt, er hat keine Fenster und keine Türen, nur Wände, die sich immer näher an einen heranzuschieben scheinen. Man ist eingeschlossen in Selbstaufgabe und Sehnsucht und hat die Panik im Nacken wie eine undefinierbare Bedrohung in der Dunkelheit...

Die Protestphase

„Ich bin nur noch halb", sagte eine Freundin, als sie ihren Hund verlor. „Ich bin nur noch halb." Dass ein so kurzer Satz so viel ausdrücken kann! Dass diese fünf Worte genauso viel ausdrücken können, wie mehrere Seiten Text. Denn hier wird genau der Kern des Verlustes beschrieben: Man spürt, dass man einen Teil seiner selbst verloren hat.

Wenn der Schock langsam nachlässt und man nach und nach das Geschehene realisiert, kommen die großen Gefühle. In dieser Phase wird man oft wütend, so als ob man dagegen protestieren wollte, dass das Leben so grausam sein kann, einem den geliebten Freund zu nehmen.

Es ist so, als wolle man sich dagegen auflehnen, dass so etwas überhaupt geschehen kann, dagegen, dass die Trauer so schwer zu ertragen ist. Es geht einen Berg hinauf und dazu wird Kraft und Willensstärke von jemandem gefordert, der Beides kaum mehr hat. Es wäre das Beste zu fliehen, aber man kann der Trauer und sich selbst nicht entfliehen – man würde ja sofort eingeholt. Manchmal kann man nur in der Wut einen Moment der Stille für die Seele finden, so dass man Atem holen kann.

Die Trauer kommt nun in Wellen. Man kann kurze Zeit funktionieren, dann bricht eine Welle der Traurigkeit herein und verzehrt alle Gedanken und zerbricht allen Widerstand. Gelähmt und außer Stande zu verstehen, darf man ab und zu an die Oberfläche kommen, um zu atmen.

Man wird zwischen Wut und Aufgabe, zwischen Ärger und Verzweiflung pendeln. So als würde man vom Pendelschlag vor und zurück geführt werden, als ob die Stimmung Berg- und Talbahn führe. Einen Moment kann man voll da sein, im nächsten wieder abwesend, froh in der einen, traurig in der anderen Sekunde.

Man kann die Schwingungen des Pendels auch mit einem tobenden Meer vergleichen, in dem die Wellenberge wild und voller Schaum daherkommen, die Wellentäler dagegen bedeutend ruhiger verlaufen. Die aufgewühlten Gefühle tauchen für einen Moment auf und werden dann von einer Ruhe- und Erholungsphase abgelöst, in der man Kraft schöpfen kann. Und so geht das mehrere Tage lang. All das gehört zu dem natürlichen Prozess der Trauer, der durchlebt sein will. Wenn Sie in dieser Phase Angst vor den Auf und Abs Ihrer Gefühle bekommen, sagen Sie sich einfach, dass nach jedem Sturm auf dem Meer auch wieder eine Zeit der Flaute kommt. Das ist so und wird auch bei Ihnen so sein.

In diesem starken Trauerprozess kann Vieles vom Boden des Unterbewusstseins nach oben gespült werden. Ereignisse, die lange zurückliegen, zum Beispiel die Trauer anderer um einen verstorbenen Verwandten, etwas, was man noch nicht verstanden hatte, weil man noch zu klein war. Vielleicht ein Unrecht, das einem selbst oder einem Nahestehenden angetan worden war. Es gibt so vieles im Bodenschlamm der Seele, in unserem tiefsten Inneren, was dort unverarbeitet schlummert. Manchmal taucht es auch in Träumen auf und manchmal erinnert man sich an Geschehnisse, die man längst vergessen glaubte. Scheinbar wird die Trauer hierdurch noch erschwert, aber genau genommen liegt hierin auch eine große Chance, nämlich die der Aufarbeitung und des wirklichen Abschlusses.

Starke Gefühle

Die Gefühlsstürme der Trauer können so stark und fordernd sein, dass man sich bald ausgelaugt fühlt. Sie nehmen so viel Kraft in Anspruch, dass man Schwierigkeiten hat, sein normales Leben mit Arbeitsrhythmus und Kontakten zu Freunden aufrechtzuhalten. Es ist gut, das zu akzeptieren, statt dagegen anzukämpfen, weil die Trauerarbeit ihren Platz braucht. Merkt man, dass man den Alltag nicht bewältigen kann, dass man ständig müde ist und keine Kraft mehr hat, sollte man ruhig mit seinem Hausarzt über eine kurzzeitige Krankschreibung sprechen. Man sollte jedoch, solange es geht, vermeiden, sich Arzneimittel gegen Depressionen verschreiben zu lassen, da diese die Trauerarbeit nur behindern. Sollte es ohne solche Medikamente nicht gehen, benötigt man parallel dazu auch Gespräche mit einem Therapeuten, sonst kann sich die Situation dramatisch verschlechtern.

Auch Gespräche mit Freunden, die den erfahrenen Verlust verstehen und einem hilfreich zur Seite stehen, können in dieser Phase eine große Unterstützung sein. Ebenso hilft es oft, sein normales Leben zu leben und zur Arbeit zu gehen, da man seine Aufmerksamkeit so auf anderes lenken muss. Man wird den dunklen Gedanken und Gefühlen, die mit der Trauer kommen, nicht aus dem Weg gehen können, aber man verschafft sich auf diese Weise zumindest kleine, notwendige Pausen.

Dennoch muss sich die Trauer letztendlich zeigen dürfen, um nach einiger Zeit überwunden werden zu können. Meist geschieht dies in den Momenten, in denen man zur Ruhe kommt und nicht durch Alltägliches abgelenkt wird. Versuchen Sie nicht, dieser Phase durch hektische Betriebsamkeit zu entfliehen, denn wenn sich die Trauer nicht zeigt, ist irgendwas nicht in Ordnung. Wenn Sie sehr traurig wer-

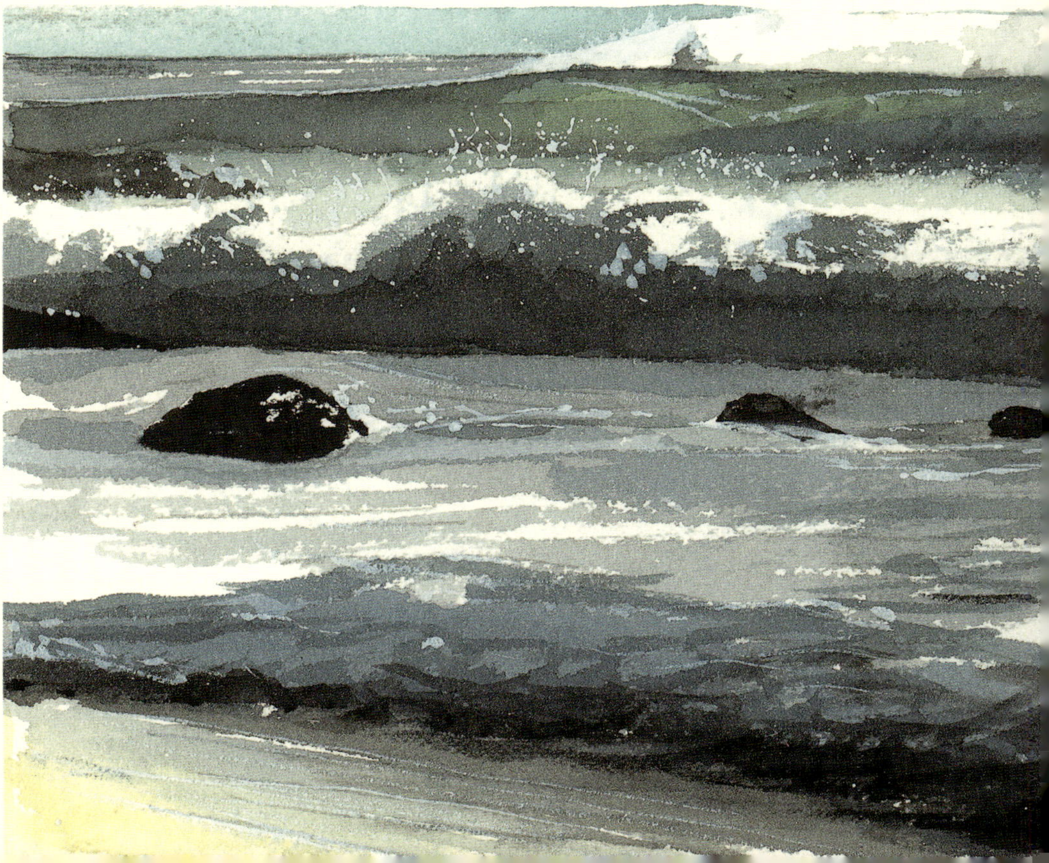

den, halten Sie sich vor Augen, dass es für Ihre seelische Gesundheit ein gutes Zeichen ist, wenn Sie die Trauer zulassen und weinen können.

Angst vor der Trauer

Die Trauer kann so tief und schwer sein, dass man Angst vor ihr bekommt. Man hat Angst vor seinen Tränen, vor seiner bodenlosen Verzweiflung, vor seiner Hilflosigkeit.

Haben wir noch keine Erfahrung mit der Trauer, dann wissen wir noch nicht, dass sie eine Grenze hat, an der sie aufhört, uns immer tiefer in den Sog der Traurigkeit zu ziehen; und ohne das Wissen, dass auch die tiefste Trauer irgendwann ein Ende haben wird, ist es fast unmöglich, mit ihr umzugehen, da man ja nicht weiß, wann und wo sie aufhören wird, einen innerlich zu zerreißen. Noch hat die Trauer eine unbekannte Tiefe, was einen so abschrecken kann, dass man die Augen vor ihr verschließt, sie verdrängt und verneint oder aber, dass man in vollständiger Konfusion den verstorbenen Hund mit einem anderen ersetzt, um diese erschreckende, unendliche Traurigkeit zu lindern.

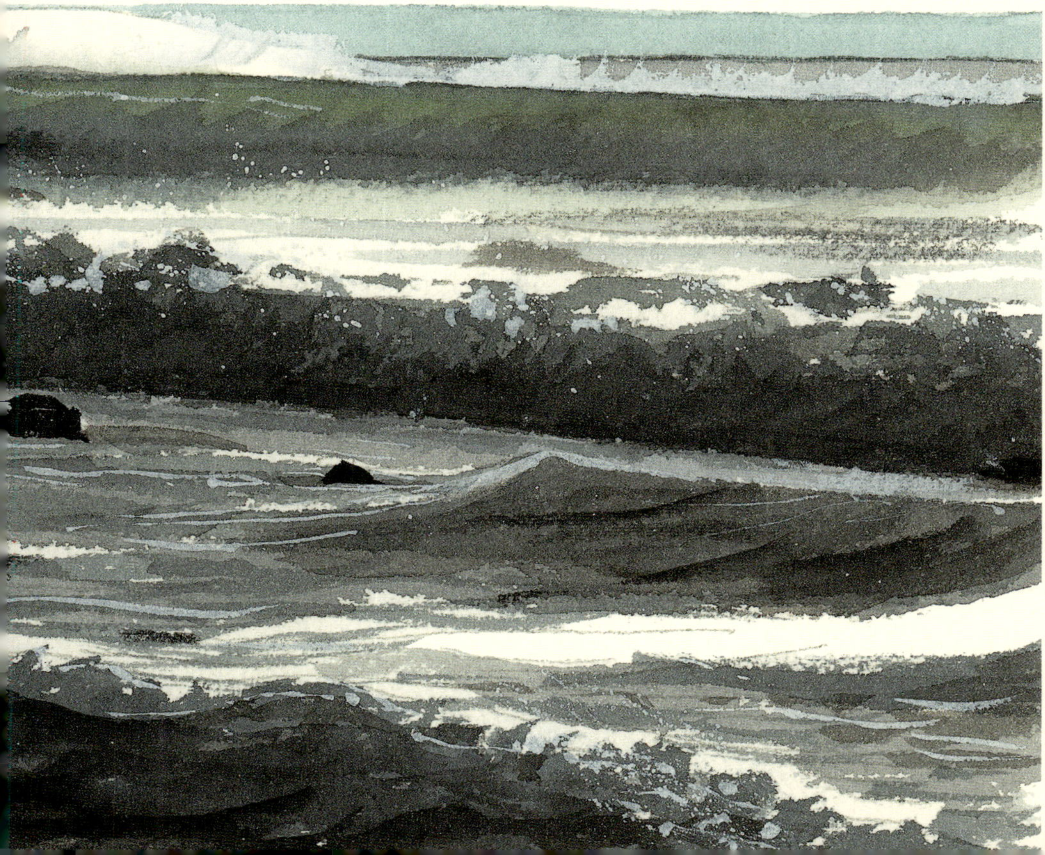

Natürlich ist die Trauer tief und schwer, und natürlich kann sie einem bodenlos erscheinen wie ein Brunnen, dessen Tiefe unendlich ist. Aber es gibt eine Grenze. Sie findet sich in einem selbst. Man selbst begrenzt die Trauer, setzt ein inneres Stoppzeichen, das bestimmt, wie schwer sie in einem Augenblick sein darf. Die gute Nachricht hierbei ist: Man braucht nicht vor der Dunkelheit und der Angst, die einen überwältigt, zu fliehen, da beide die Grenze, die es in einem selbst gibt, nicht überschreiten. Wenn man glaubt, dass man die Trauer nicht mehr aushält, hat man diese Grenze erreicht und sinkt nicht mehr weiter nach unten.

Die Trauer nicht behindern

Die Angst vor der Trauer sollte einen also nicht daran hindern, sie zuzulassen und zu bearbeiten, denn dies ist der Weg in die Überwindung. Irgendwann dürfen wir Abschied von ihr nehmen und es bleiben die schönen Erinnerungen an unseren Hund, die ihn in uns weiterleben lassen.

Diejenigen, die die Trauer verdrängen und verneinen und auf jede erdenkliche Weise versuchen, um sie herumzukommen, bewahren sie wie einen schweren

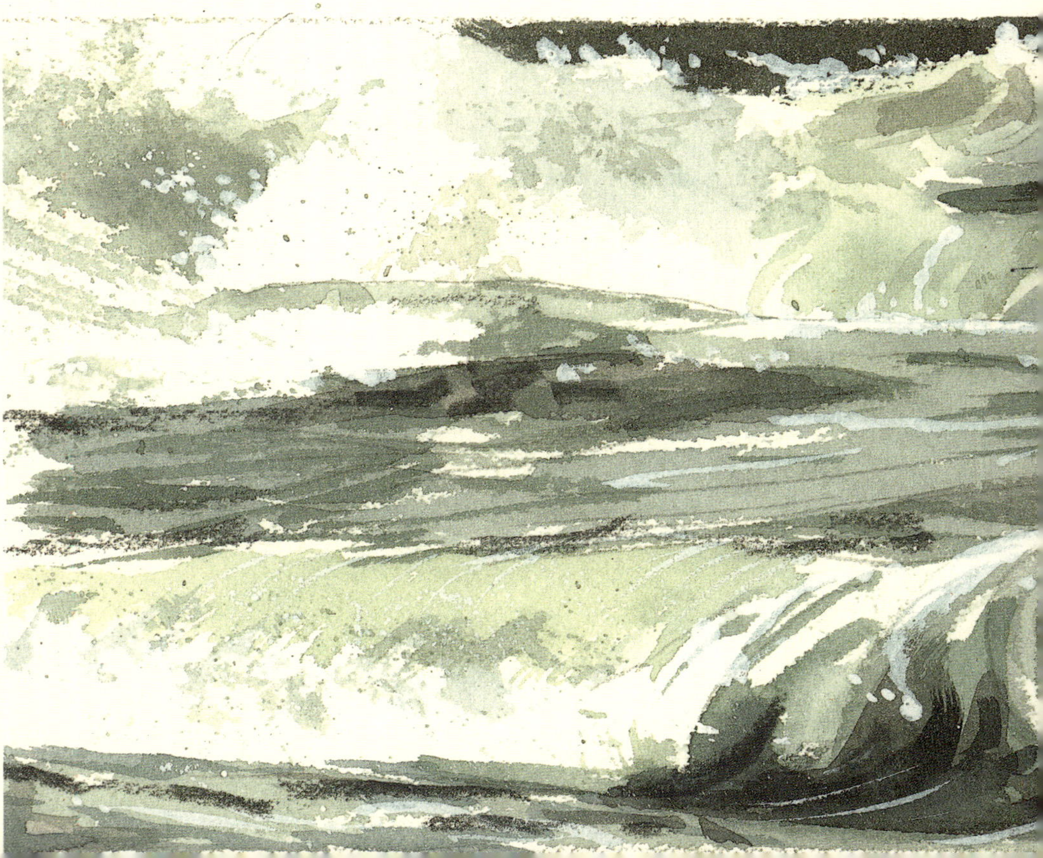

Stein eingekapselt in ihrem Herzen auf. Jedes Mal, wenn sie sich zurücklehnen und nicht auf der Hut sind, kann die Erinnerung plötzlich zuschlagen und Angst und Schmerz auslösen – und das noch lange, nachdem sie eigentlich hätte verblasst sein sollen.

In gewisser Weise ist es zwar verständlich, sich vor einem so schwierigen und schmerzhaften Prozess wie dem der Trauer drücken zu wollen, aber sinnvoll ist es nicht. Denn es ist nicht nur die Trauer, die sich einkapselt und die sich verlängern kann, wenn man sie verdrängt, es sind auch andere Prozesse, die einsetzen und die innere Ruhe stören und zerstören. Mit Hilfe erhöhter Anspannung wacht man über seine Gefühle, jederzeit bereit zu fliehen, wenn sich der schwarze Kloß der Trauer zeigt. Diese innere Anspannung zehrt an der Energie und lässt einen insgesamt ermüden.

Gefühle, mit denen wir in dieser Phase konfrontiert werden

Während dieser Trauerphase wird man mit einer Vielzahl von Gefühlen konfrontiert. Manche Menschen haben das Gefühl, mit jemandem reden zu müssen. In diesem

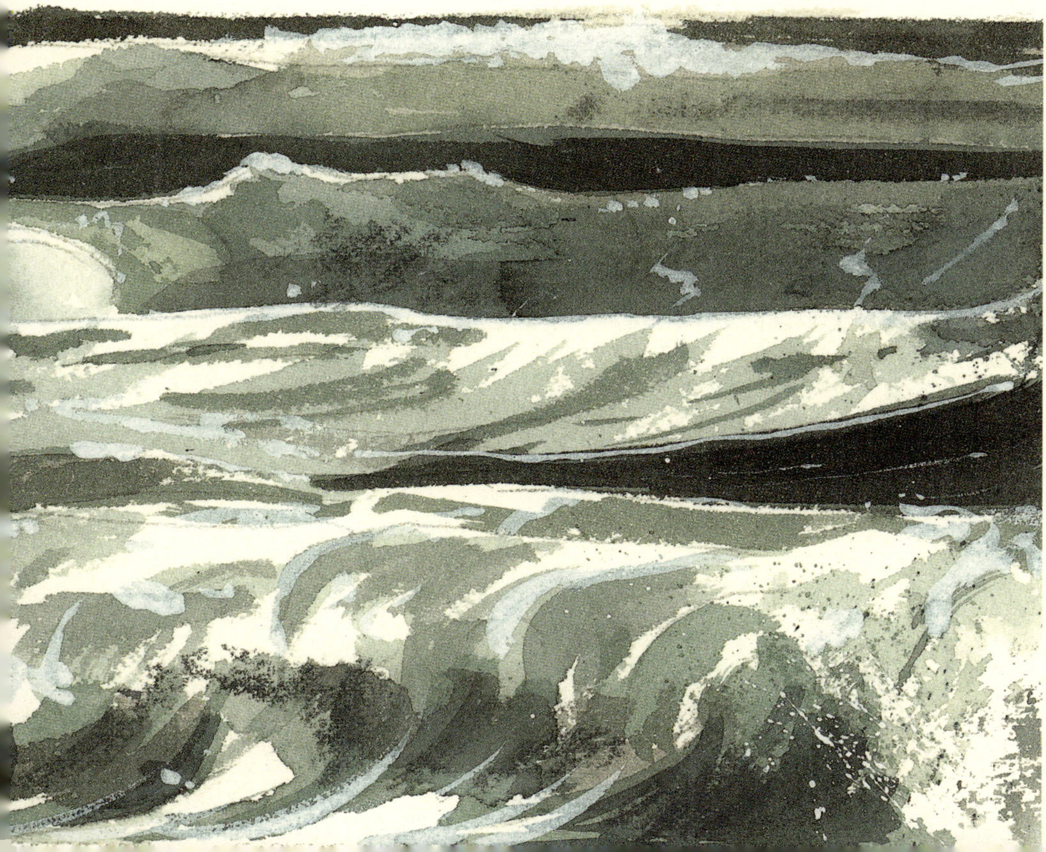

Fall ist es gut, sich einen Gesprächspartner zu suchen, der die eigenen Überzeugungen und Gedanken teilt; denn ein Gespräch mit jemandem, der den Tod eines Hundes zum Beispiel „nicht so schlimm“ findet oder glaubt, man „sei doch sehr gefühlsduselig“ hilft einem natürlich nicht weiter, sondern verstärkt nur das Gefühl des Alleinseins, das sich während der Trauer ohnehin vermehrt einstellt.

Auch ein einfühlsamer Therapeut kann eine Hilfe sein. In jedem Fall sollte man nicht zögern, Hilfe und Unterstützung zu suchen, wenn man sie braucht.

Verbitterung

Die Angst vor der Trauer kann auch Verbitterung hervorrufen. Lässt man das dauerhaft zu, verschwindet ein Teil der Lebensfreude, die man zuvor kannte. Man wird insgesamt ernster, und die Bitterkeit des Trübsals schleicht sich in das Alltagsleben, in die Beziehungen zu Freunden und die Momente der Einsamkeit ein. Alltägliche Kommentare der Menschen um einen herum werden unerträglich trist, man glaubt, sie nicht ertragen zu können. In der Trauerzeit will man am liebsten allein und mit minimalem Kontakt zur Außenwelt in einer Ecke des Lebens sitzen und in Ruhe gelassen werden.

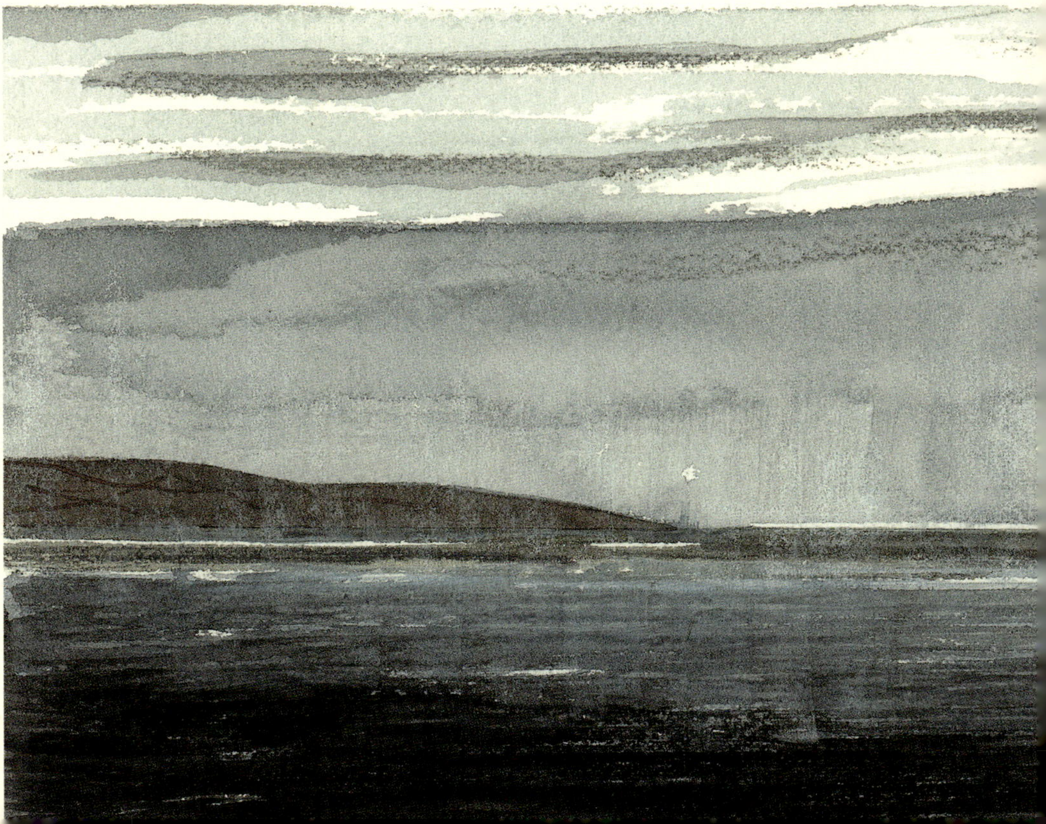

Wut

Eine gesteigerte Gereiztheit, ja sogar Wut, sind in dieser Phase der Trauerbearbeitung normal. Diese Wut hilft einem, nicht in Depressionen zu verfallen. Sie ist also notwendig und gut, auch wenn die Umwelt das vielleicht nicht so sieht, weshalb man nicht das oft damit verbundene Schuldgefühl zu haben braucht. Man darf böse und wütend sein. Es ist sogar sehr gesund, böse auf dumme und gefühllose Kommentare zu reagieren, die manche Menschen aus Unverständnis und Mangel an Empathie von sich geben.

Die Trauer ist „gestreift“

Christina Wåhlin, Krankenhauspfarrerin am Karolinska-Universitätskrankenhaus in Huddinge, beschreibt die Trauerarbeit als „gestreift“. Damit meint sie, dass man ständig zwischen Weinen und Normalsein hin und her pendelt. Die Trauer kommt in Wellen, und man pendelt zwischen Erregung und Ruhe. Viele Menschen bekommen in den Ruhephasen Schuldgefühle darüber, dass sie sich ganz normal bewegen und für einen Moment ihren Verlust vergessen können, aber auch das ist vollkommen natürlich und vergeht.

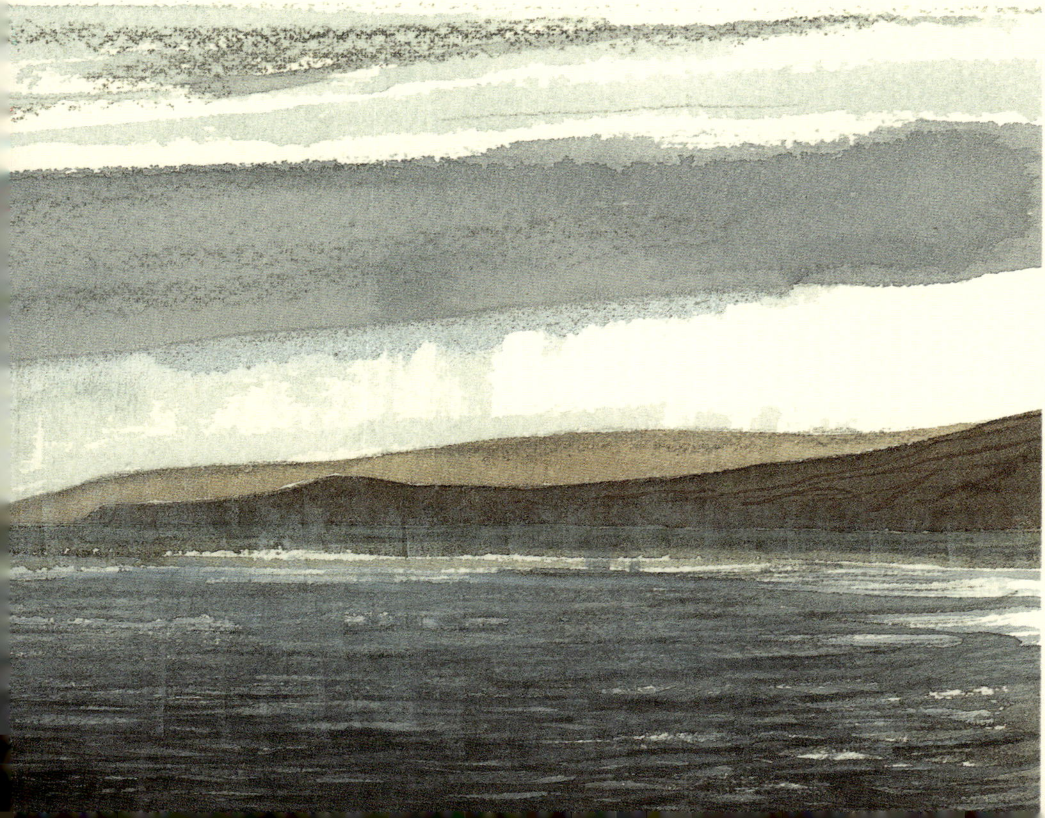

Reue und Angst

Nun treten auch starke Schuldgefühle auf, die einen daran erinnern, dass man, meist ohne es zu wollen, ungerecht oder zu hart gegenüber seinem Hund gewesen ist, ihn erschreckt oder ihm wehgetan hat. Natürlich streben wir alle an, solche Fehler nicht zu machen –, aber dennoch passieren sie, denn wir sind Menschen und machen Fehler. In diesem Moment kann es helfen, unseren Hund in einer Art inneren Zwiesprache aufrichtig um Verzeihung zu bitten.

Das Schlimmste an den Fehlern, den großen wie den kleinen, den tatsächlichen oder den eingebildeten, ist, dass die Erinnerung an sie bei einer solchen Gelegenheit zurückkommt, um dann wie ein böser Dämon herumzuspuken. Dieser Dämon kann die schönen Erinnerungen an das Zusammenleben mit unserem Hund zerstören, wir sind nur noch in unserer Schuld gefangen – was unser Hund sicher nicht gewollt hätte.

Verabschieden Sie sich also von anklagenden Fragen wie „Wie konnte ich mich nur dazu überreden lassen, so streng zu sein?!", oder „Warum war ich nicht geduldiger?!" Schließen Sie die unrühmlichen Kapitel Ihrer gemeinsamen Vergangenheit am besten mit dem aufrichtigen Versprechen ab, in Zukunft wachsamer, empathischer, geduldiger und liebevoller zu sein. Danken Sie Ihrem Hund dafür, dass Sie durch das Zusammenleben mit ihm diese Erfahrung machen durften, und verzeihen Sie sich selbst, so wie er Ihnen sicherlich alles verzeihen würde, was Sie ihm jemals an Ungerechtigkeit angetan haben, wenn Sie nur aufrichtig genug darum bitten.

Die Ursache dafür, dass man von solchen Angst- und Reuegespenstern heimgesucht werden kann, ist nicht nur der Umstand, dass man seinen Hund irgendwann mal Umständen ausgesetzt hat, die man heute anzweifeln würde. Ein tiefer liegender Grund ist, dass die Trauer selbst die Schuld sucht. Es ist, als würde man zu einem Schuldmagnet, der alles anzieht, womit man sich selbst belasten kann. Warum das so ist, kann niemand mit Sicherheit beantworten, denn es handelt sich dabei um tiefgreifende Prozesse, die von unserem analytischen Denkvermögen weitgehend ausgeschlossen sind. Vielleicht, damit die Trauerarbeit auf diese Weise effektiver wird. Vielleicht, weil Reue für Dinge, die wir getan haben, greifbarer ist als die tiefe unergründliche Trauer – so als würde das Gehirn etwas brauchen, mit dem es sich auseinandersetzen kann. Vielleicht aber auch, weil wir Reue für bestimmte Handlungen immer im Unterbewusstsein gespürt und mit uns herumgetragen haben, diese aber erst jetzt, da wir „dünnhäutiger" sind, hervortreten darf.

Der Rückzug

Viele Menschen ziehen sich von einem zurück, woran eigentlich nichts Ungewöhnliches ist, denn die allermeisten Menschen wenden der Trauer den Rücken zu, sowohl ihrer eigenen als auch der anderer. Niedergeschlagenheit, Stille und Tränen sind ja das genaue Gegenteil dessen, womit sich die meisten Menschen umgeben wollen. Man will das Leichte und Lustige erleben, will zusammen lachen und über schöne gemeinsame Erinnerungen reden.

Wenn jemand traurig und still ist und weint, wird es für viele Menschen schwierig, mit dieser Situation umzugehen. Sie haben Angst vor der Trauer des anderen, fühlen sich hilflos; denn die Trauer ist mächtig, wenn sie von jemandem Besitz ergreift. Selbst das Sprechen über Konflikte oder Peinliches, das schon einigen Menschen Probleme bereitet, erscheint einfacher, als sich der übermächtigen Trauer eines anderen zu stellen – also bleibt nur die Flucht.

Man erlebt in dieser Phase also häufig, wie die Menschen um einen herum in der Stunde der Stille verschwinden, aber manchmal gibt es einen oder zwei, die bleiben und helfen und unterstützen. Das sind die wahren Freunde, die mutigen, die es wagen, die Trauer eines anderen zu sehen und ihr zu begegnen. Sie können zuhören, ohne mit altklugen Tipps oder oberflächlichen Kommentaren zu stören. Sie sind einfach nur da, wenn man sie braucht, und respektieren die Trauer des Betroffenen im Ganzen. Solche Freunde sind Gold wert und erfüllen einen mit tiefer Dankbarkeit.

Aber es sind nicht nur die anderen, die sich in der Stunde der Trauer rar machen, auch man selbst will nicht zu viele Menschen um sich herum haben, die ständig fragen, was denn passiert sei, die vielleicht von ihren eigenen Traurigkeiten erzählen, wenn der Schmerz in einem selbst so furchtbar brennt, oder die gar nicht verstehen können, dass man um ein Tier trauern kann. Vielleicht am schwersten zu

ertragen sind jene, die mit aufmunternd gemeinten, aber platten Sprüchen kommen wie:
„Nun lass Dich nicht so hängen, man muss sich auch mal zusammenreißen!", oder „Es hätte viel schlimmer kommen können, es war ja nur der Hund", oder „Kauf Dir einen neuen Hund, das lenkt Dich ab!"

Sie zeigen damit, dass sie nicht im Geringsten verstanden haben, wie man sich fühlt –, und man hat auch weder Kraft noch Lust, mit ihnen darüber zu sprechen, weshalb man sich lieber zurückzieht.

Ja, die Liste der unpassenden Äußerungen kann unendlich lang sein. Eine andere Variante, die mindestens ebenso schlecht ist, besteht darin, aufdringlich zu werden und zu der niedergeschlagenen Person zu sagen, dass man doch nun genug getrauert hätte und es an der Zeit wäre, sich wieder dem Alltag zu widmen. Niemand sollte sich anmaßen, darüber zu urteilen, wie lange jemand braucht, um seinen ganz persönlichen Trauerprozess zu durchlaufen.

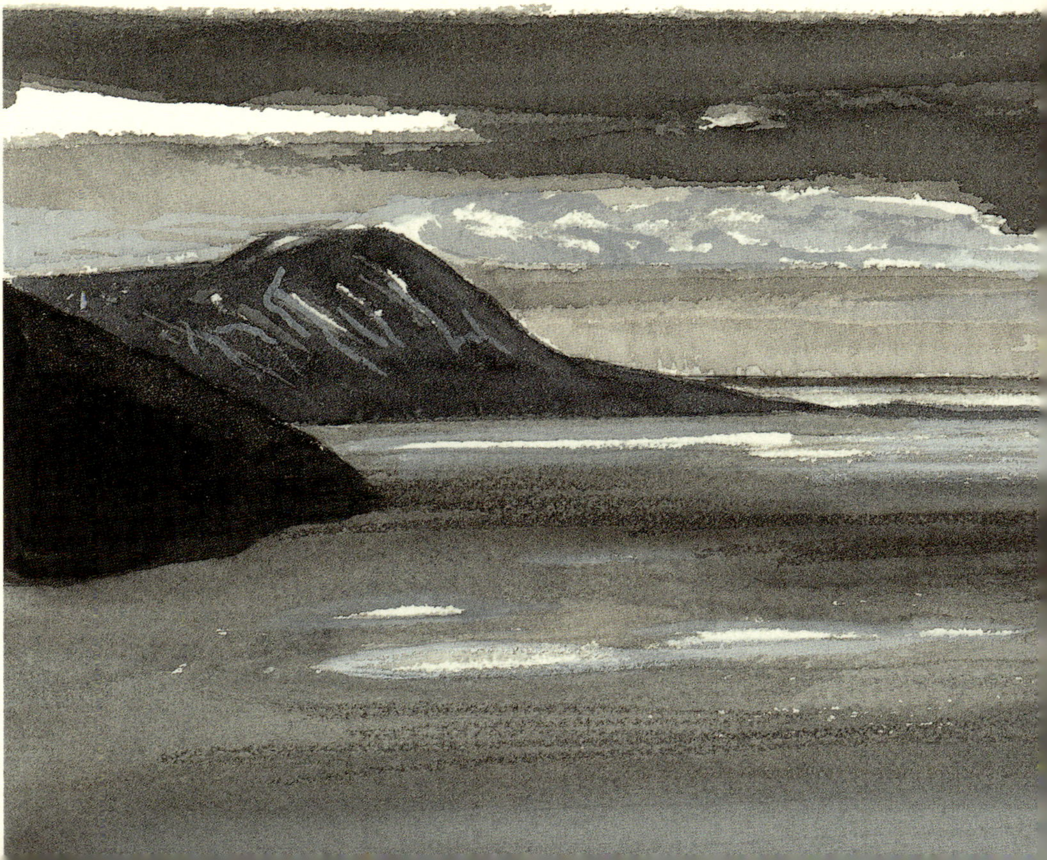

So betrachtet ist es nur natürlich, dass man den größten Teil der sozialen Kontakte mit der Umwelt während der Trauerphase einfriert und sich selbst, seinem eigenen Inneren zuwendet. Diese Menschenscheue ist logisch und im Moment auch sehr nützlich. Man sollte sich auch nicht zu irgendetwas überreden lassen, das nicht dem eigenen inneren Empfinden entspricht, sei es mit anderen auszugehen oder sich sonst irgendwie abzulenken. Es kommt die Zeit, da man wieder bereit ist, etwas zu unternehmen und Freunde zu treffen. Jetzt aber nicht.

Einige scheinen überhaupt nicht zu trauern...

Es gibt diejenigen, die scheinbar überhaupt nicht trauern, wenn ihr Hund stirbt. Manche können das Geschehene gut verneinen und sind Experten der Verdrängung. Oft haben sie Angst vor der Macht der Gefühle und lassen diese auch in vielen anderen Situationen nicht zu. Sie versuchen unbewusst, jede Emotion, die sie allzu tief berühren könnte, zu vermeiden. Sie haben Angst, die Kontrolle, den Boden unter den Füßen zu verlieren. Man könnte glauben, sie wären gefühllos und kalt, aber es ist nur ihre psychologische Selbstverteidigung, die sie so wirken lässt. Oftmals sind es sogar besonders empfindsame Menschen, die sich in einer Art

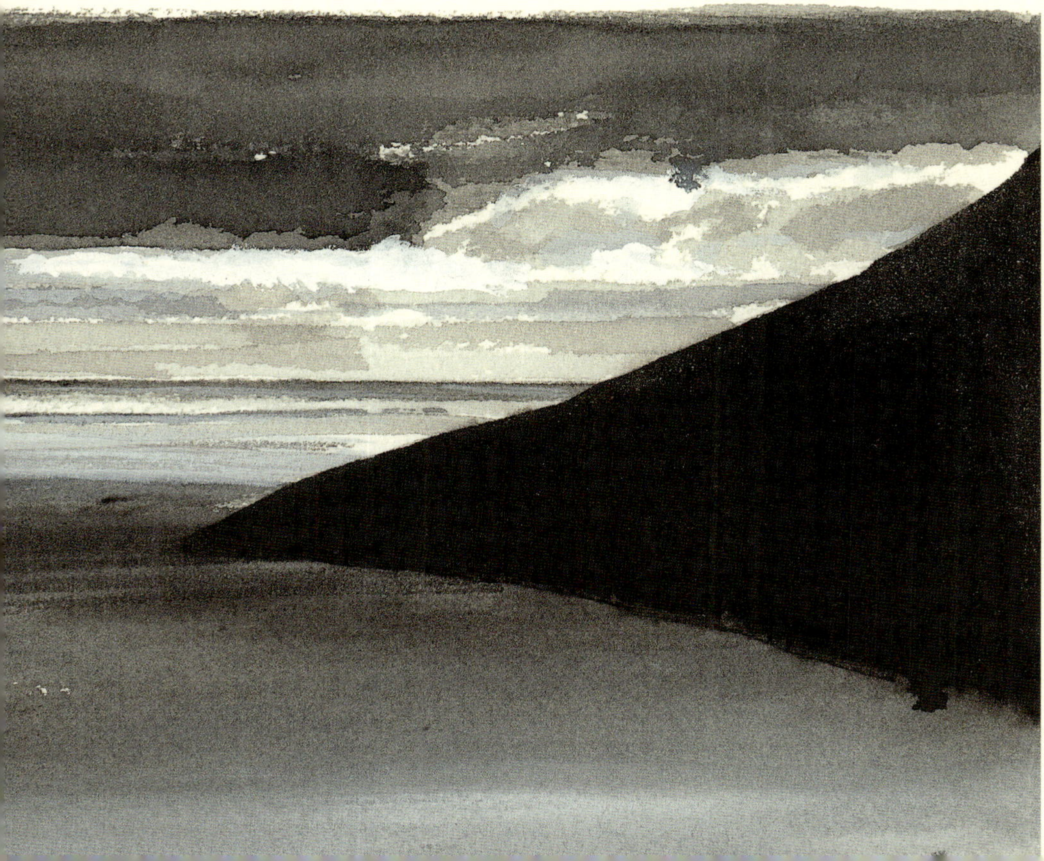

Überlebensstrategie so entwickelt haben. Diese Strategie funktioniert natürlich nicht auf Dauer und so plagen sie Albträume, sie werden böse und gereizt oder depressiv und krank oder so empfindlich, dass sie Schwierigkeiten damit haben, auch nur einen Film anzusehen, in dem ein Hund vorkommt.

Und schließlich gibt es leider auch die, die tatsächlich nicht trauern, die sich in ihren Alltag stürzen, so als wäre nichts geschehen. Irgendwann in ihrem Leben wurden sie so stark verletzt, dass sie beschlossen haben, den damals empfundenen Schmerz nie wieder zuzulassen. Diese Menschen können einem in gewisser Weise leid tun, denn ihr Leben ist nur scheinbar einfacher.

Wer tief und ehrlich geliebt hat, wer sich emotional wirklich eingelassen und alles gegeben hat, wird tief und stark trauern, wenn ein geliebter Freund stirbt, egal ob es sich dabei um einen Menschen oder ein Tier handelt. Der dabei empfundene Schmerz wird akzeptiert – nicht zuletzt, weil der verlorene Freund all die Traurigkeit und Tränen wert ist.

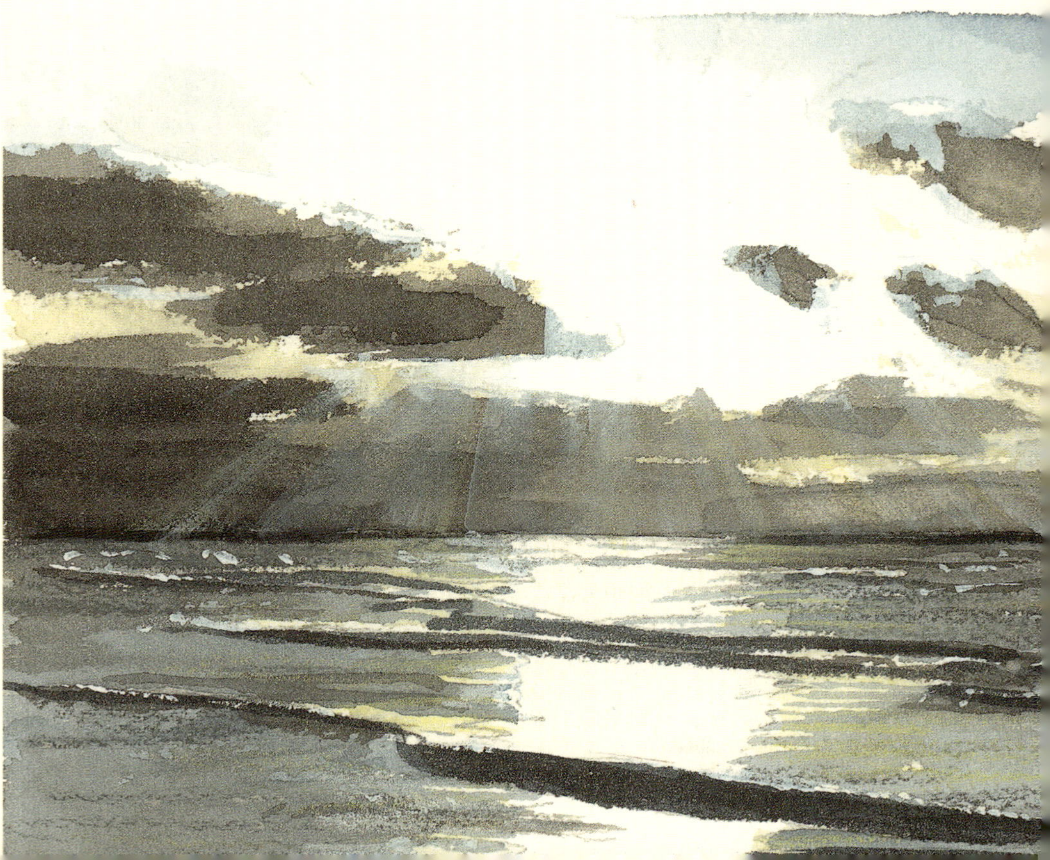

Die Phase der Wehmut

Die dritte Phase der Trauer ist von Wehmut geprägt. Die Trauer hat sich verändert, sie ist ruhiger geworden, wie ein Meer, das sich nach einem schweren Sturm beruhigt hat. Die Gefühlswellen sind noch da, aber sie kommen und gehen in gleichmäßigeren Abständen und die Tränen kommen nicht mehr so oft und so heftig, rollen eher sachte die Wangen herunter. Die Proteste verebben und die Trauer wird stiller. Man beginnt das Geschehene zu akzeptieren, obgleich die Seele nach wie vor von einer tiefen Traurigkeit ergriffen ist.

Der Alltag ist grau und trist, aber man funktioniert wieder im Alltäglichen. Die Arbeit, die man macht, kann einem sinnlos erscheinen, aber man schafft sie auf jeden Fall. Oftmals aus einer Routine heraus, denn noch immer fühlt man sich häufig irgendwie abwesend, ist nicht wirklich bei der Sache.

Man weiß um die Notwendigkeit des Alltäglichen und hat vielleicht damit begonnen, ein wenig aufzuräumen. Der Korb und die Spielsachen sind ordentlich in eine

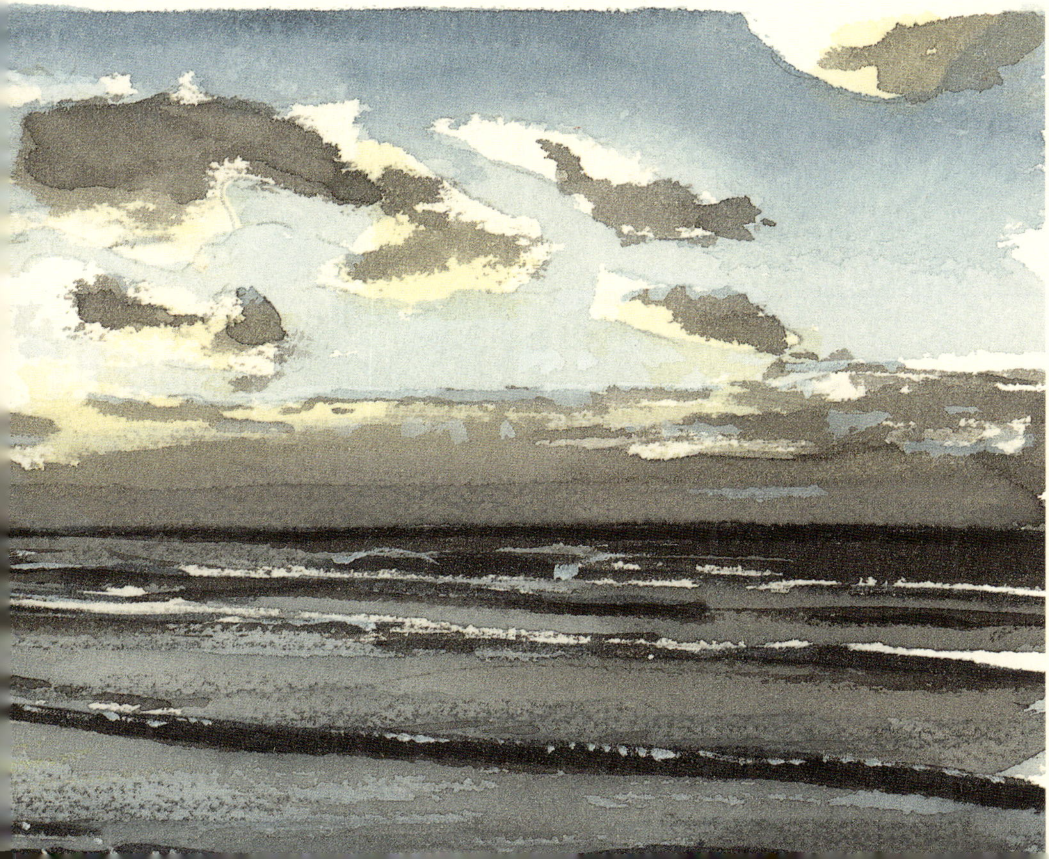

Ecke verräumt, ganz auf den Dachboden mag man sie aber noch nicht verbannen. Man kann eine Kerze für den verstorbenen Freund anzünden und sich Fotos von ihm ansehen, Bilder aus vergangenen Zeiten, beim Spaziergang, Kuscheln, Plantschen in der Pfütze oder beim Spielen draußen im Garten. Da ist noch eine Portraitaufnahme mit diesem unvergleichlichen Blick... Die Erinnerungen sind schön und schmerzlich zugleich.

Der Schmerz ist noch immer da, aber die Gefühle sind ruhiger geworden. Das ist die dritte Etappe der Trauerreise. Noch immer ist da keine Fröhlichkeit und man kann sich auch nicht vorstellen, dass sie jemals wieder da sein wird, obwohl einem der Verstand sagt, dass es natürlich so sein wird. Eines Tages. Aber im Moment fühlt man sich wie eine stehengebliebene Uhr, gefangen im Augenblick.

Diese betäubende Angst, die da war, als man zwischen Aufgeregtheit und Verzweiflung hin und her geworfen wurde, nimmt nun ab, wie ein tobender Sturm, der nachlässt und in ruhigere Winde übergeht. Die Gedanken wagen sich wieder an die Erinnerungen und die sind erfüllt mit Sehnsucht nach dem verlorenen Freund. Wir vermissen ihn. Das Leben, das waren wir – gemeinsam. Nun ist nur noch die Hälfte übrig. Wir erinnern uns zum Beispiel an das, was wir gemeinsam unternommen haben –, und siehe da, ein Lächeln huscht über unser Gesicht. Aber mitten im Lächeln kommt die Sehnsucht wieder hoch und unser Lächeln vermischt sich mit ein paar Tränen.

Die Erinnerungen, die man nun wieder zulässt, sind ein Zeichen dafür, dass man Distanz gewinnt. Das ist ein Abstand, den man eigentlich gar nicht haben will, der aber ein Teil der Trauerarbeit ist. Man beginnt zu akzeptieren, dass man (s)einen Freund verloren hat.

Die genaueste Beschreibung der Gefühle, die man jetzt hat, ist wohl mit dem Begriff Wehmut auszudrücken. Eine milde Traurigkeit, ein ruhiger, unterschwelliger Schmerz, eine Sehnsucht, die man langsam zu akzeptieren beginnt. Wehmut – die Einsicht, dass das Geschehene geschehen ist und dass man die Zeit nicht zurückdrehen kann. Eine Sehnsucht nach vergangenen glücklichen Tagen in dem Bewusstsein, dass der, der uns verlassen hat, niemals zurückkommen wird. Ein Abschied, in den man sich schließlich fügt...

Die Phase der Aufarbeitung

Die Zeit vergeht und legt Balsam auf die Wunden. Die Distanz wächst noch ein wenig, was gut und schlecht zugleich ist. Es ist nämlich schön, auch an anderes denken zu können, hier und da wieder kleine Freuden zu genießen und nicht nur in dem schwarzen Loch festzusitzen, das man in den vergangenen Tagen und Wochen durchlebt hat. Gleichzeitig möchte man aber nicht, dass die Erinnerungen verblassen und ein Abstand zum geliebten Freund entsteht, der so lange ein wichtiger Teil des eigenen Lebens war.

Die Trauer ist ein Teil des Trauernden geworden, aber sie hat sich verändert. Sie gleicht jetzt mehr einem Raum, in den man hineingehen kann, wenn man sich erinnern will, wenn man den Kontakt zu seinem verstorbenen Freund sucht. Man kann aber auch wieder hinausgehen, man ist nicht mehr eingeschlossen in einem Kerker ohne Fenster und Türen, zwischen Wänden, die den Raum zerdrücken. Im Gegenteil: Die Tür ist offen, ein Fenster lässt Licht in den Raum. Man kann jetzt atmen in diesem Raum, in dem man zuvor zu ersticken drohte.

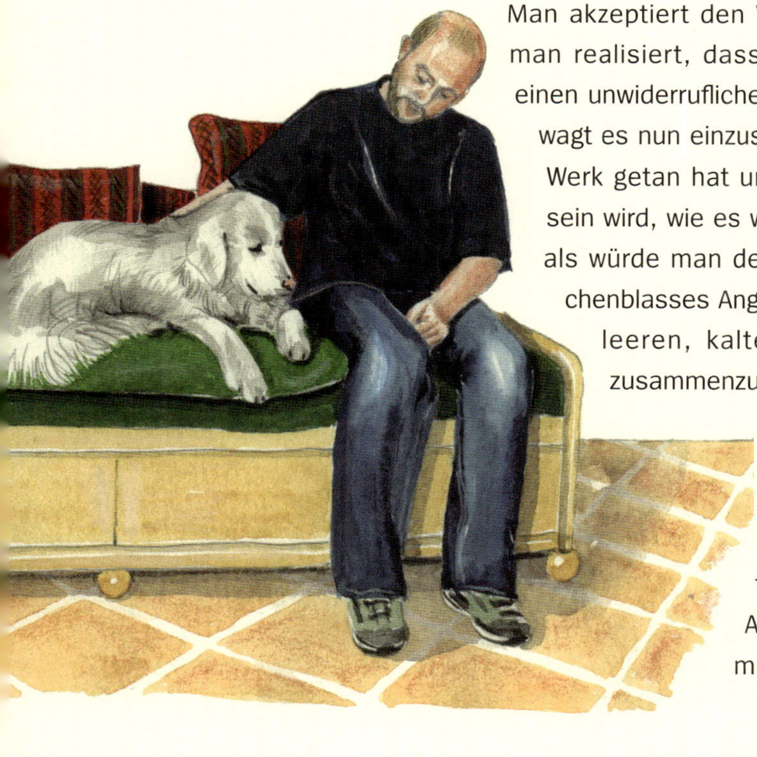

Man akzeptiert den Verlust mehr und mehr, man realisiert, dass der Tod des Freundes einen unwiderruflichen Abschied fordert. Man wagt es nun einzusehen, dass der Tod sein Werk getan hat und dass nichts mehr so sein wird, wie es war. Das zu begreifen ist, als würde man dem Schicksal in sein leichenblasses Angesicht sehen und seinen leeren, kalten Blick treffen, ohne zusammenzubrechen.

Man hat sogar begonnen, das Spielzeug, die Wasserschale, den Futternapf wegzuräumen. Aber den Korb, den lässt man noch stehen, so als würde der Hund immer noch in ihm schlafen, als würde sein Geist noch in ihm ruhen. Das geht einem noch zu nahe, damit möchte man noch warten. Er ist ja auch eine Verbindung, die man zu seinem verlorenen Freund hat; nun, wo der Abstand wächst und die Erinnerung zu verblassen beginnt.

Man kann darüber reden

Es kommen Fragen, einige mit Verständnis und Respekt, andere eher plump und gerade heraus. Fragen über den Hund, den Tod und die Trauer, Geschichten von eigenen Verlusten, eigener Trauer, eigener Sehnsucht. Eigentlich will man gar nicht zuhören, tut es aber doch und nimmt das ein oder andere schließlich an. Andere haben dasselbe erlebt, können also verstehen, was vor sich geht. Ein Gefühl des Trostes, ein Gefühl der Zusammengehörigkeit, Teil einer Gemeinschaft mit anderen zu sein – erstmals, seit die Trauer einen isoliert und versteinert hat.

Jetzt ist es möglich, mit Freunden zu reden, sich vielleicht sogar gemeinsam mit ihnen in Erinnerungen zu verlieren. Das scheint sogar wichtig zu sein, obwohl es einem zeitweise schwer fällt und man es nur in kleinen Dosen ertragen kann. Vielleicht hat man auch das Bedürfnis, über den Verlust und das Gefühlschaos, das seinem Tod folgte, zu sprechen.

Und vielleicht kann man auch bald den Korb wegräumen.

Ewige Freundschaft

Noch ist es unmöglich, hoffnungsfroh in die Zukunft zu schauen und zu planen. Es finden sich die, die fragen, warum man sich nicht einen neuen Hund zulegt, und das ist wie ein Schlag ins Gesicht, die dümmste Frage, die man nur stellen kann, eine Kränkung all dessen, was heilig und wichtig ist. Verstehen sie denn nicht, worum es hier geht?!

Verstehen sie nicht, dass ein Freund nicht aufhört, ein Freund zu sein, nur weil er gestorben ist?! Verstehen sie nicht, dass die Freundschaft nicht aufhört, nur weil ein Körper verschwindet?! Die Freundschaft sitzt ja in mir, tief in mir, sie ist mein und auf das Engste mit mir und dem Freund, den ich gerade verloren habe, verbunden. Sie kann nicht beliebig auf ein anderes Individuum übertragen werden. Nichts und niemand kann den Platz meines Hundes einnehmen.

Wenn es irgendwann einmal einen anderen Hund in meinem Leben geben wird, wird auch die Freundschaft zu diesem Hund eine andere sein und wird eigene Eigenschaften haben. Verstehen sie das etwa nicht?!

Noch ist die Sehnsucht an die vergangene Zeit viel stärker als die einer erfüllten Zukunft, noch gibt es nichts, was lockt und die Leere mit Inhalt erfüllen kann. Und so wird das noch eine Weile bleiben.

Dagegen scheint es wichtiger zu ein, die Erinnerung an den Hund zu pflegen. Nicht nur, weil man Angst hat, dass diese Erinnerung verblassen könnte, sondern auch deshalb, weil es einem der Hund immer noch wert ist, dass man sich um ihn kümmert. Die Erinnerung an ihn ist ja das Einzige, was man noch hat. Das macht sie besonders wertvoll. Aber die Erinnerung beginnt, sich allmählich zu verändern.

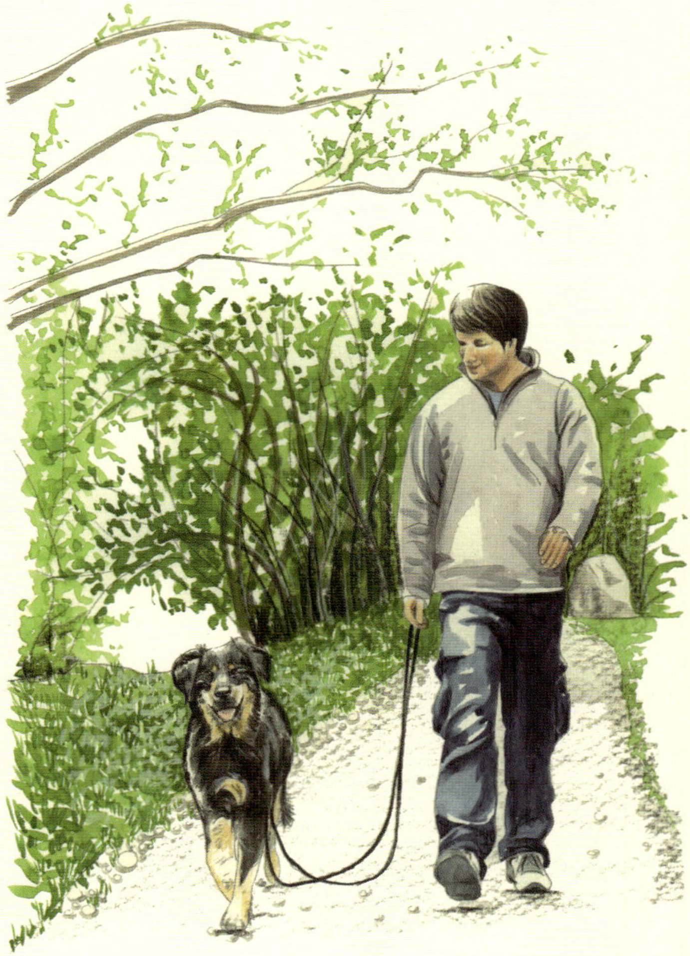

Nun ist eine lange Zeit vergangen. Der schlimmste Teil der Trauerarbeit ist geschafft. Das Leben ist zurückgekehrt, aber es wird niemals mehr dasselbe sein wie vor dem Verlust. Man selbst wird niemals mehr derselbe sein.

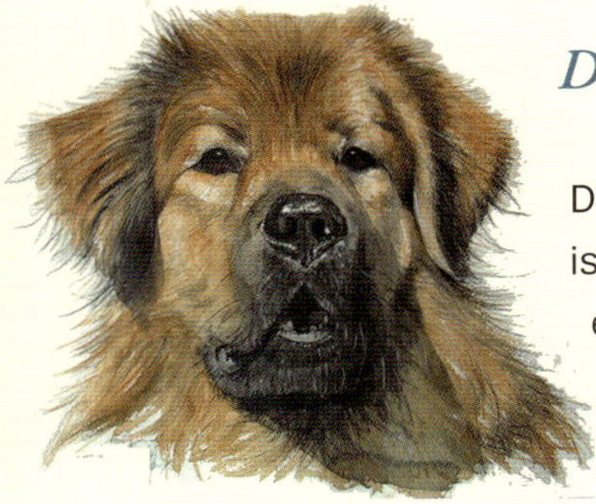

Die Phase der Neuorientierung

Die Trauer ebbt langsam ab. Das Meer der inneren Gefühle ist ruhig, aber anders als zuvor, so als erwachte man aus einem langen unruhigen Schlaf mit vielen Albträumen oder als fände man zu neuem Leben nach einer lebensbedrohlichen und schmerzhaften Krankheit zurück.

Die Wirklichkeit ist zugleich die gleiche und doch eine andere. Oder ist man es vielleicht selbst, der sich verändert hat? Ja, so ist das! Weil das Leben eines Menschen sich sehr verändert, wenn er einen engen Freund verliert, kann man in gewissem Maße davon sprechen, dass man eine neue Identität erhält, denn man ist nicht mehr jene Person mit seinem Hund. Man ist jemand anders – die Person ohne Hund. Der einsame, der nicht mehr so froh zu sein scheint. Der, dessen leichte, mit dem Hund im Einklang schreitende Schritte ausgetauscht worden sind durch einen schweren und langsamen Kampf den Berg hinauf. Derjenige, der immer so froh war und während der vielen Spaziergänge mit seinem Hund sprach, ist ein ruhigerer, traurigerer, einsamerer und stillerer Mensch geworden. Der, der bei jedem Wetter draußen in der Natur unterwegs war, geht jetzt nur noch selten spazieren.

Das Leben kommt zurück

Aber man beginnt, sich wieder für die Umwelt zu interessieren. Man nimmt wieder mehr am sozialen Leben mit Nachbarn und Freunden teil, spricht öfter mit Freunden, findet wieder Gefallen an Unternehmungen und Späßen. Man kann inzwischen sogar anhalten und einen Hund begrüßen, den man trifft. Man erzählt seinem Halter, dass man auch einen Hund hatte, einen ganz wunderbaren, den man sehr vermisst.

Die schwarzen und grauen Nuancen, die eben noch im Inneren vorherrschten, beginnen sich zu verändern und werden von Farben und Licht ersetzt. Das Leben kehrt zurück.

Aber man vergisst niemals seinen toten Freund, und manchmal verfällt man in melancholische Erinnerung. Es ist nur so, dass es nicht mehr so oft passiert und dass man sich in der Zeit dazwischen gesünder und froher fühlt, da das Leben sich wieder gut anfühlt und es immer noch viel gibt, was man entdecken möchte und dem man sich widmen kann.

An diesem Punkt der Trauerarbeit angekommen, beginnt man, wieder nach vorn zu blicken. Die Neugierde auf das, was das Leben noch für einen bereithält, ist wieder erwacht. Vielleicht sogar einen neuen Freund auf vier Pfoten?!

Jetzt beginnt man, sich mit dem Gedanken an einen anderen Hund auseinanderzusetzen. Da ist wieder eine Sehnsucht, aber nicht die schmerzende an vergangene Zeiten, sondern die hoffnungsvolle, die in die Zukunft schaut. Der Gedanke daran braucht Zeit zu reifen, und eines Tages wird man wissen, wann man wirklich bereit ist, einen neuen Freund zu begrüßen.

Man merkt, dass diese neuen Gedanken von den Erinnerungen abgekoppelt sind, denn sie wecken keine Schuldgefühle mehr. Dass ein neuer Hund das Leben mit uns teilen soll, fühlt sich gut an und hat nichts mit unserem früheren Gefährten zu tun, der nie vergessen sein wird. Die Erinnerungen an das Leben mit ihm sind voller Freude und Dankbarkeit – aber wir haben akzeptiert, dass er nicht zurückkommen wird. Die Trauer ist durchlebt.

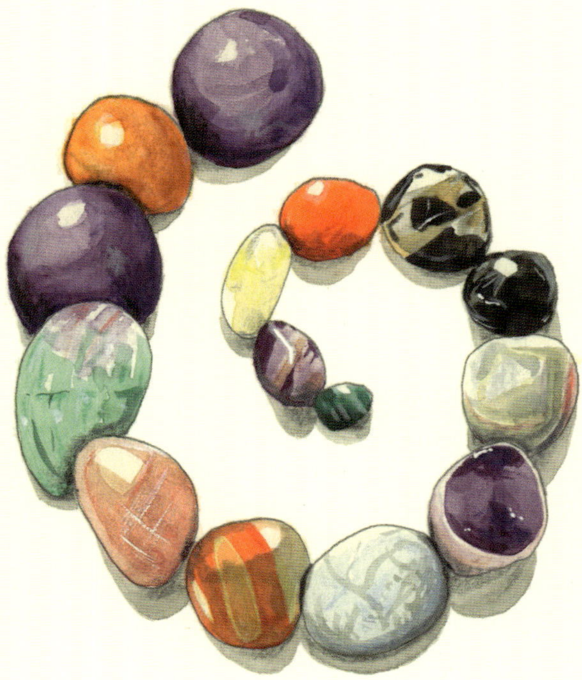

– Gedanken zum Schluss –

Während der Arbeiten an diesem Buch sind viele Tiere gestorben, die wir kannten und zu denen wir eine innige Beziehung hatten. Von September 2009 bis April 2010 starben Siddhartha, Asta, Neo, Mandi, Fenja und Adele in der gleichen Stunde, Leon, Arihla, Omi und Dolores am gleichen Tag, Waldmann, Chiorny, Socke, Mikie, Dana, Einstein, Finn, Akif und Findus.

Einige von ihnen ganz plötzlich und unerwartet, andere nach einer langen Phase des Alterns oder nach schwerer Krankheit. Alle diese Tiere wurden von ihren Menschen begleitet und nach ihrem Tod beweint. Die Zeit des Abschiednehmens war immer schwer und sehr intensiv. Begleitet man einen Freund während seines letzten Lebensabschnitts, verändern sich die Prioritäten und der Blick für das Wesentliche wird geschärft. Man lebt scheinbar in einer anderen Welt mit veränderter Geschwindigkeit, denn die Zeit scheint langsamer zu vergehen – und doch viel zu schnell, denn letztendlich kommt unausweichlich der Abschied.

Die Trauer ist schmerzvoll, aber niemand von uns würde sie umgehen wollen, wenn der Preis dafür wäre, den eigenen Hund weniger geliebt zu haben. Hat man lange mit einem Tier zusammengelebt, das einem so viel bedeutet hat, muss man sich erst daran gewöhnen, dass es nicht mehr da ist. Dazu braucht man Zeit, manchmal viel Zeit.

Dennoch – irgendwann weicht der Schmerz der liebevollen Erinnerung. Und irgendwann ist in unserem Herzen wieder Platz für einen neuen, wundervollen Begleiter auf vier Pfoten. Manche Menschen glauben, die Aufnahme eines neuen Hundes gleiche einem Verrat an dem vorherigen, weil die Erinnerungen verblassen und man sich gefühlsmäßig neu bindet. Aber dem ist nicht so. „Das Testament eines Hundes“ drückt auf so wundervolle Art und Weise aus, was unser Hund dazu sagen würde, wenn wir uns wieder auf einen neuen Gefährten einließen.

Testament eines Hundes

Wenn Menschen sterben,
machen sie ein Testament,
um ihr Heim und alles, was sie haben,
denen zu hinterlassen, die sie lieben.

Ich würde auch solch ein Testament machen,
wenn ich schreiben könnte.
Einem armen, sehnsuchtsvollen, einsamen Streuner
würde ich mein glückliches Zuhause hinterlassen,
meinen Napf, mein kuscheliges Bett,
mein weiches Kissen, mein Spielzeug und
den so geliebten Schoß, die sanft streichelnde Hand,
die liebevolle Stimme, den Platz,
den ich in jemandes Herzen hatte,
die Liebe, die mir zu guter Letzt zu einem
friedlichen und schmerzfreien Ende helfen wird,
gehalten im tröstenden Arm.

Und wenn ich einmal sterbe,
dann sag' bitte nicht:
„Nie wieder werde ich einen Hund haben,
der Verlust tut viel zu weh!"
Such Dir einen einsamen, ungeliebten Hund aus
und gib ihm meinen Platz.

Das ist mein Erbe.

Die Liebe, die ich zurücklasse,
ist alles, was ich geben kann.

Wir werden oft gefragt, wann der richtige Zeitpunkt dafür gekommen ist, sich neu zu binden. Diese Frage kann nur Ihr Herz beantworten. Sie sollten keinen anderen Hund aufnehmen, solange Sie noch nicht wirklich bereit dazu sind. Der Tod Ihres Hundes sollte erst vollständig verarbeitet worden sein, denn dieser Verlust gleicht einem Aufprall an eine Felswand. Manche Menschen tun nach einem solchen Knall alles Mögliche, um die Angst, Einsamkeit und Verwirrung zu lindern, die sie umgeben, und so schaffen sie ganz schnell einen neuen Hund an, der sie trösten soll. Aber solange man den Satz „Ich schaffe mir einen neuen Hund an“ denkt, ist es wahrscheinlich nicht an der Zeit. Eine Freundin von uns sagte so treffend: „Man schafft sich keinen neuen Hund an, man schafft sich noch einen Hund an.“

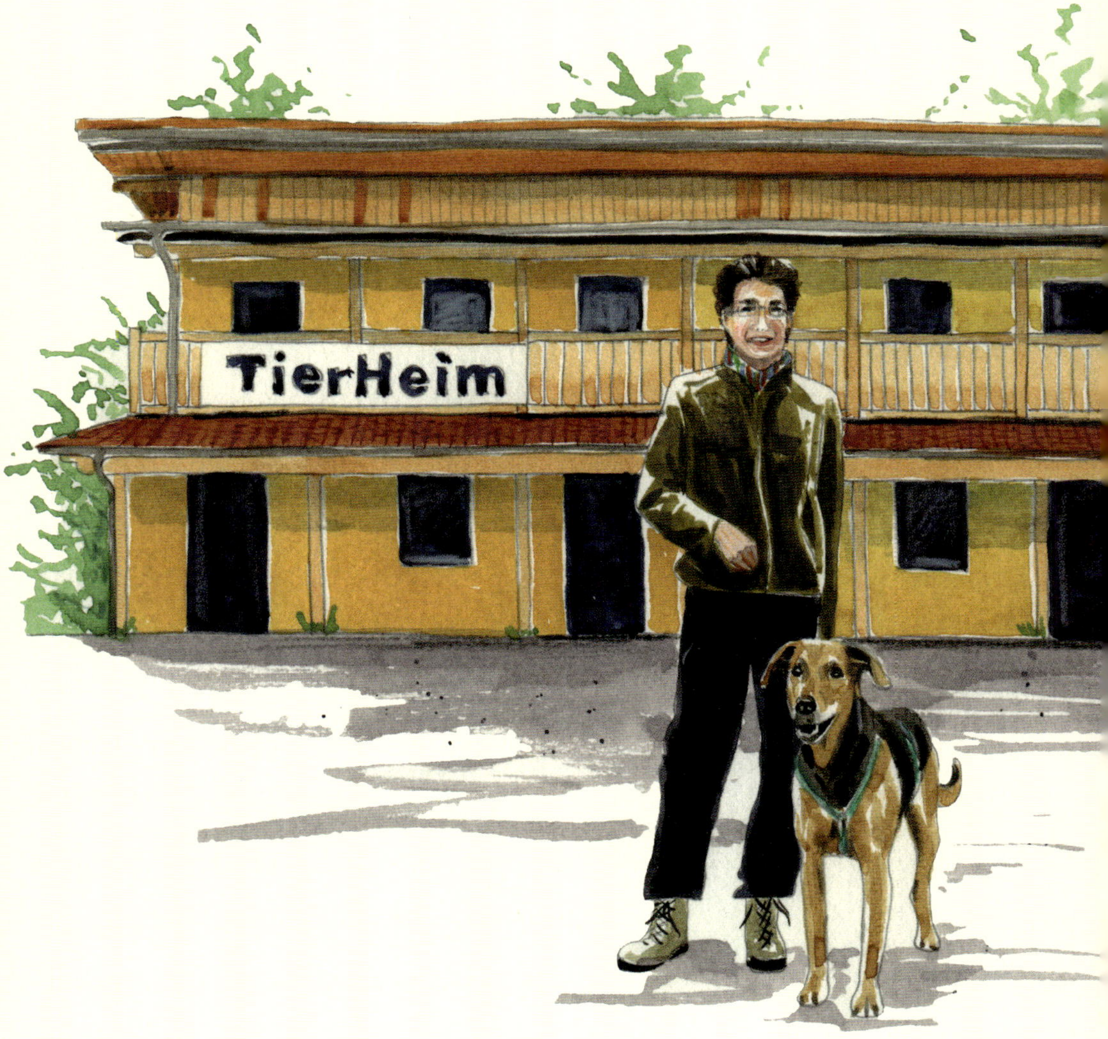

Treffen wir die Entscheidung zu früh, ist das nicht nur falsch gegenüber uns selbst, sondern auch gegenüber dem Neuankömmling in unserem Leben. Man selbst könnte sich wie ein Fremder in einer neuen Beziehung fühlen und nicht in der Lage sein, sein Herz wirklich zu öffnen, denn kurz nach dem Tod des geliebten Hundes fühlt man nichts als Trauer und was wäre das für ein Angebot an einen neuen Hund, dieses Lebensgefühl mit uns zu teilen?! Es stellt sich also die Frage, wie es für den neuen Hund ist, mit einem Menschen zu leben, der trauert und sich – noch – nicht wieder tief binden kann?! Wie wäre es für diesen Hund mit einem Herrchen oder Frauchen zu leben, das sich aus Trauer in sich selbst zurückgezogen hat und sich ihm nicht mit Fröhlichkeit und Liebe im Herzen zuwenden kann?!

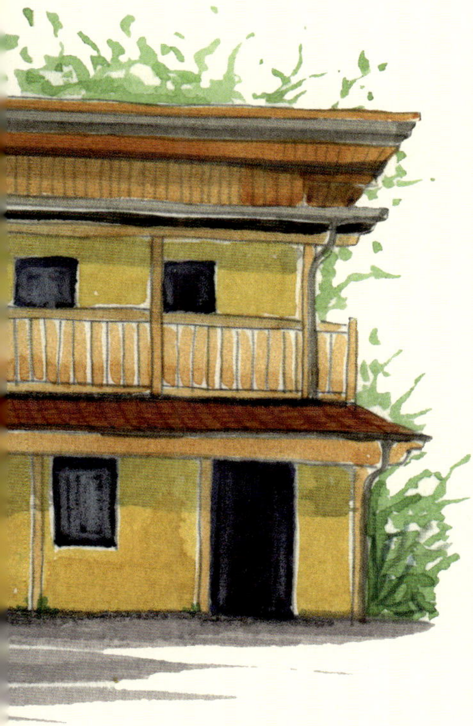

Weiterhin besteht die Gefahr, dass wir – zumindest unterbewusst – erwarten, dass der neue Hund die Liebe ersetzen könnte, die wir für den alten empfunden haben, und das kann er natürlich nicht. Niemand kann das. Niemand kann das Leben eines anderen weiterführen und wir können unsere Gefühle nicht einfach nahtlos auf ein anderes Individuum übertragen.

Unser Rat wäre also: Holen Sie keinen neuen Hund in Ihr Leben, solange Sie noch so stark um Ihren alten Freund trauern, dass Sie sich noch nicht wirklich auf einen anderen Hund einlassen können. Wann diese Phase vorüber ist, werden Sie selbst spüren.

Und wenn es dann soweit ist, holen Sie einen der vielen Namenlosen zu sich, die in Tierheimen, Auffangstationen, Tötungsstationen oder auf der Straße darauf hoffen, gefunden zu werden. Auf dass auch er geliebt wird – und beweint, wenn er eines Tages stirbt.

– Danksagung –

Wir möchten an dieser Stelle allen Tieren danken, die uns erlaubt haben, sie auf ihrem Weg zu begleiten –, und die uns treue Gefährten auf dem unseren waren. Der Abschied von denen, die schon über die Regenbogenbrücke gegangen sind, war schwer, aber als Erfahrung auch sehr wertvoll, denn sie hat uns wachsen und reifen lassen.

An die Frau Prinzessin M(adeleine) von B(roglie)

Wir ***sind*** *ja. Doch kaum anders als den Lämmern*
gehn uns die Tage hin mit Flucht und Schein;
auch uns verlangt, sooft die Wiesen dämmern,
zurückzugehn. Doch treibt uns keiner ein.

Wir bleiben draußen Tag und Nacht und Tag.
Die Sonne tut uns wohl, uns schreckt der Regen;
wir dürfen aufstehn und uns niederlegen
und etwas mutig sein und etwas zag.

Nur manchmal, während wir so schmerzhaft reifen,
dass wir an diesem beinah sterben, dann:
formt sich aus allem, was wir nicht begreifen,
ein Angesicht und sieht uns strahlend an.

Rainer Maria Rilke

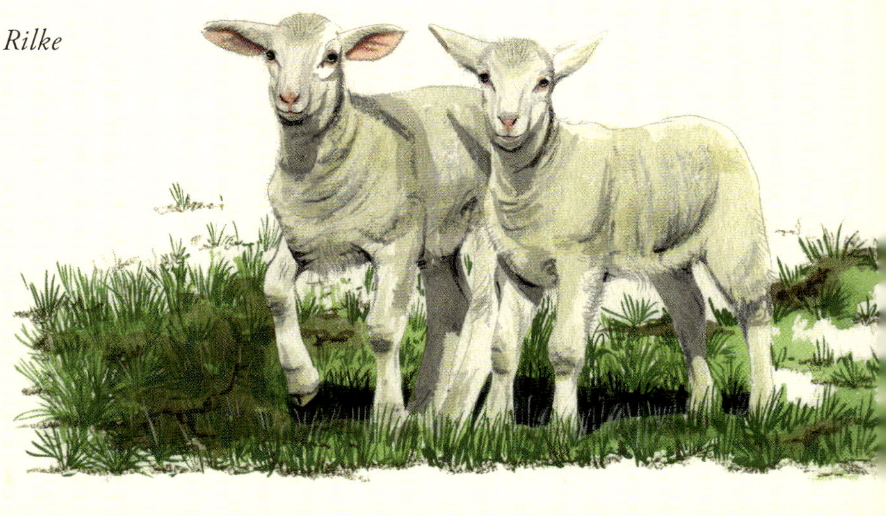

– Die Tiere und Pflanzen in diesem Buch –

Wir haben in diesem Buch Tiere und Pflanzen abgebildet, die in der Mythologie eine ganz bestimmte Bedeutung im Zusammenhang mit dem Tod haben. Hier folgen die Erklärungen:

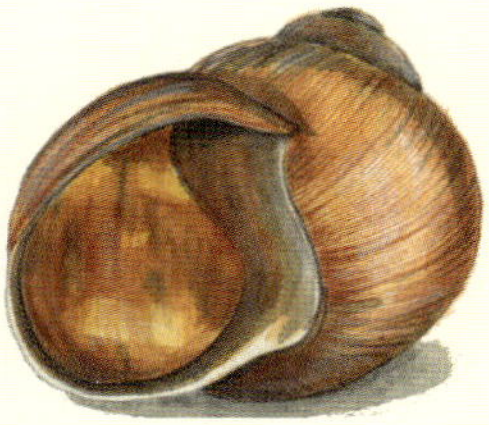

Die **Schnecke** gilt als Symbol der Auferstehung. Die spiralförmige Anordnung des Schneckenhauses steht für den Wechsel der Gegensätze: Glück und Unglück, Leichtigkeit und Schwere, Liebe und Hass, Geburt und Tod. Alles dreht sich, mal nach innen, mal nach außen, die Kunst des Lebens besteht darin, der Bewegung der Spirale zu folgen, um schließlich – nach diversen Ablösungsprozessen – zum Kern des eigenen Selbst zu gelangen.

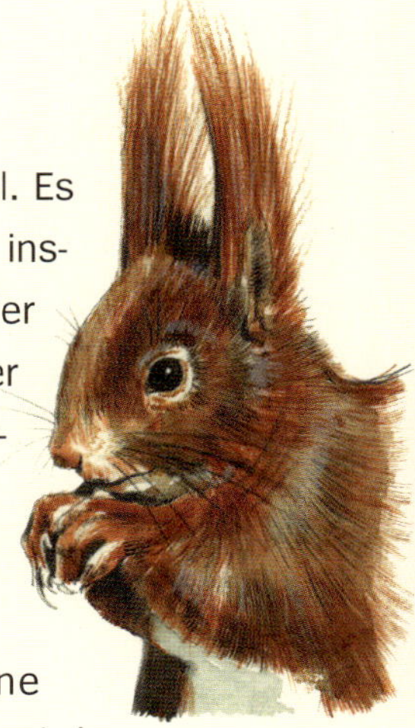

Das **Eichhörnchen** gehört zu den Tieren des Weltenbaumes Yggdrasil. Es gilt seit jeher als Vermittler zwischen den Menschen und den Tieren, insbesondere wenn es darum geht, dass sich ein Mensch bei einem Tier (oder mehreren Tieren) für ein Unrecht entschuldigen möchte, das er ihm (oder ihnen) angetan tat. Das Eichhörnchen plädiert für die Vergebung der Tiere gegenüber den Menschen.

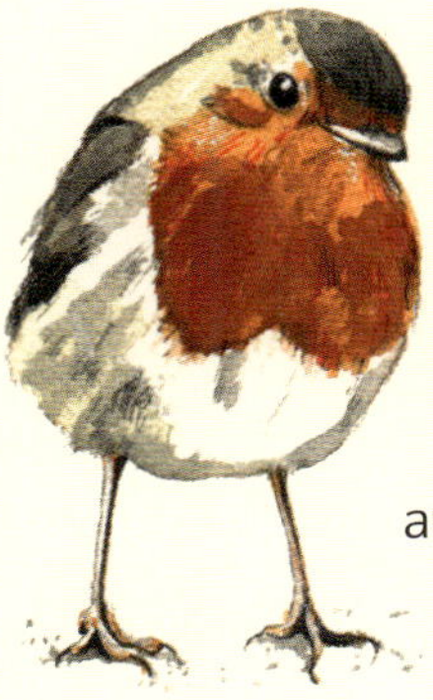

Das **Rotkehlchen** spielt als „reiner" Vogel eine wesentliche Rolle in den Christuslegenden. Es wird erzählt, dass ein kleiner, einfarbig brauner Vogel auf einem Ast saß und weinte, als er sah, wie Jesus voller Schmerz und Pein am Kreuz hing und die scharfen, stacheligen Dornen sein Haupt durchbohrten. Der Vogel flog zum Kreuz und löste einen Dorn aus der Krone, die Jesus aufgesetzt worden war, wobei seine Brust mit Blutstropfen besprenkelt wurde, so dass diese sich rot färbte.

Er blieb beim sterbenden Jesus und sang ihm etwas vor, damit er das Leiden bis zum Sterben besser ertragen konnte, weshalb der Vogel von da an Rotkehlchen genannt wurde.

In einer schottischen Sage deckt das Rotkehlchen die Verstorbenen liebevoll zu, wenn die Seele in eine andere Daseinsform übergeht und der Körper als sterbliche Hülle zurückbleibt.

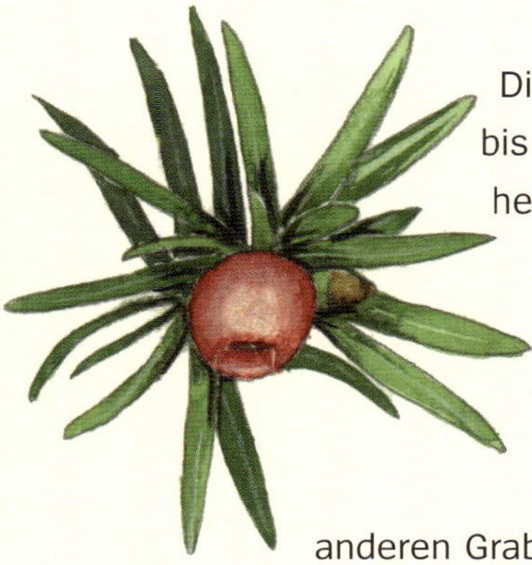

Die **Eibe** zählt zu den ältesten Nadelbäumen und kann bis zu 2000 Jahre alt werden. Bei den Kelten galt sie als heilig und als Totenbaum. In Schottland, Irland und der Bretagne wird sie auch heute noch besonders gepflegt. Eine bretonische Sage erzählt, aus dem Mund eines jeden Toten wüchse eine Eibenwurzel.

Die Eibe ist häufig als Bepflanzung auf Friedhöfen oder anderen Grabstätten zu finden. Neben ihrem Ruf als Totenbaum ist dies wohl deshalb so, weil ihre immergrünen Nadeln auch die Hoffnung auf ein ewiges Leben symbolisieren.

Der **Holunder** gilt als Symbol für den Tod, die Wiedergeburt und die Transformation. Darüber hinaus glaubt man, dass er Feen, Zwergen, Kobolden und anderen Vegetationsgeistern Schutz bietet, während er böse Geister vertreibt.

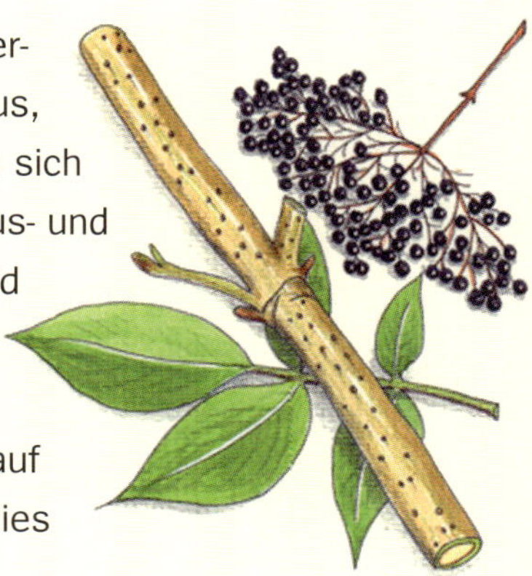

Einen Holunder zu fällen war in früheren Zeiten streng verboten und brachte Unglück oder sogar den Tod ins Haus, da die bösen Geister und Energien, die der Holunder in sich gefangen hielt, so freigesetzt würden. Verdorrte der Haus- und Hofholunder, war das eine Ankündigung dafür, dass bald ein geliebtes Familienmitglied sterben würde.

Auch in heutigen Zeiten wird der Holunder noch häufig auf Gräber gepflanzt. Wenn er anwächst und ergrünt, gilt dies als ein Zeichen dafür, dass der Verstorbene auf der anderen Seite angekommen und selig geworden ist.

Angeblich war auch das Kreuz Jesu aus Holunderholz und Judas soll sich an einem Holunder erhängt haben, nachdem er seinen Verrat begangen hatte. Beides verdeutlicht wieder die Funktion des Holunder als Todes- bzw. Übergangsbaum.

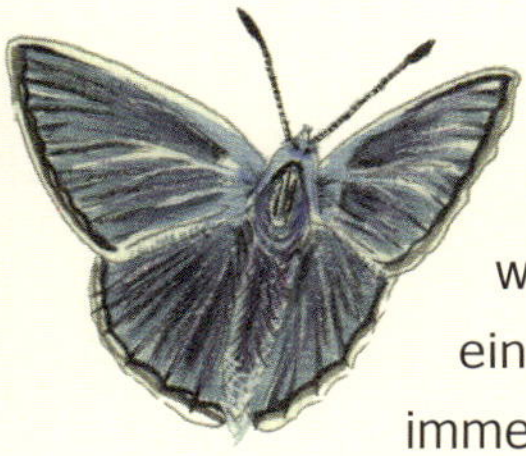

Der **Schmetterling** gilt als das Sinnbild für die Wandlung von einem Dasein in ein anderes schlechthin. Die Raupe, die zum wunderschönen Schmetterling wird, symbolisiert den Übergang von einem Körper in einen anderen, während die Seele des Individuums immer die gleiche bleibt.

Zusätzlich gilt der Schmetterling in manchen Glaubensrichtungen als Bote – taucht er auf, möchte ein Verstorbener die tröstende Nachricht senden, dass es ihm gut geht, wo er jetzt ist.

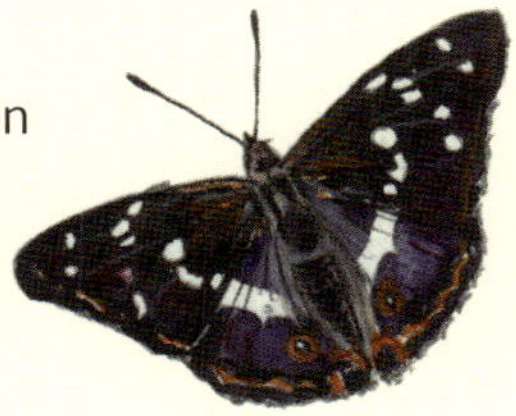

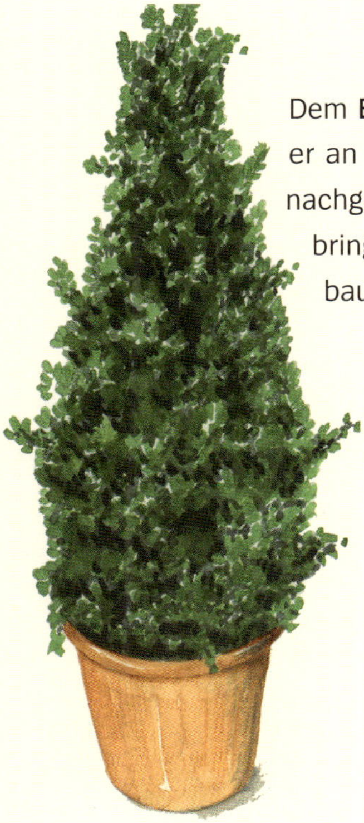

Dem **Buchsbaum** werden viele Bedeutungen beigemessen. Wird er an Ein- oder Ausgängen gepflanzt, wird ihm die Eigenschaft nachgesagt, er könne negative Energien, die Besucher mit sich bringen, in positive verwandeln. Außerdem steht der Buchsbaum für ein langes Leben und die Unsterblichkeit der Seele.

– Die Autoren –

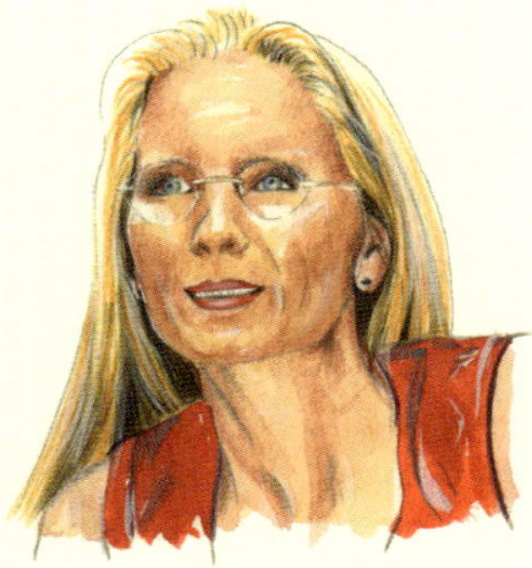

Clarissa v. Reinhardt, Hundetrainerin, Fachbuchautorin, Verlegerin und gefragte Referentin zu Themen rund um den Hund wird schon ihr ganzes Leben lang von Tieren begleitet. Zu dem intensiven Zusammenleben mit ihnen gehört für sie auch ein liebevoll begleiteter und würdevoller Abschied, wenn die gemeinsame Zeit zu Ende geht, weshalb sie sich intensiv mit dem Sterbeprozess und dem Tod von Tieren beschäftigt hat. Clarissa v. Reinhardt lebt und arbeitet mit Hunden, Katzen und Pferden im animal learn Stammhaus im Chiemgau.

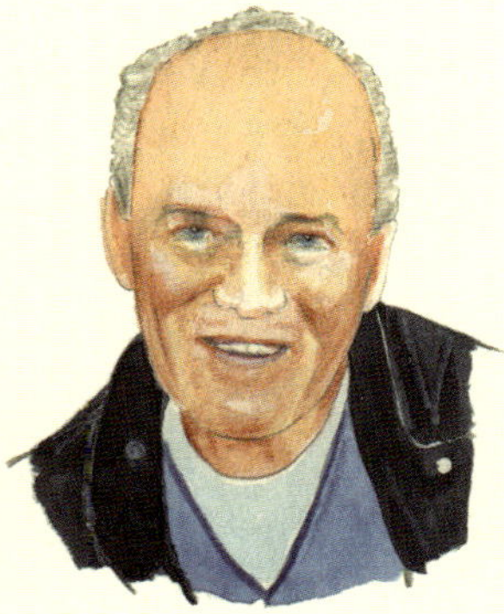

Anders Hallgren, Psychologe, Fachbuchautor, international gefragter Referent und Hundetrainer lebt mit seiner Frau und seinen Tieren in Schweden. Als Psychologe gehören die Auseinandersetzung mit dem Tod und die anschließende Trauerarbeit zu seinem Aufgabengebiet. Durch seine einfühlsame Herangehensweise an das Thema konnte er schon vielen Menschen beistehen, die ihr Tier verabschieden mussten.

– *Quellennachweise* –

„Auch Tiere haben Seelen –
Über die Unsterblichkeit unserer Haustiere“
von Stefano Apuzzo und Monica D`Ambrosio
TB Verlag, ISBN 978-3-89427-470-2

Das tibetische Totenbuch:
Erste vollständige Ausgabe – Mit einleitendem Kommentar des XIV. Dalai Lama
Gebundene Ausgabe, Goldmann Verlag 2008

Elberfelder Bibel 2006, Verlag: Scm R. Brockhaus, Standardausgabe 2009

Das Ägyptische Totenbuch (gebundene Ausgabe), Verlag. O. W. Barth, 2006

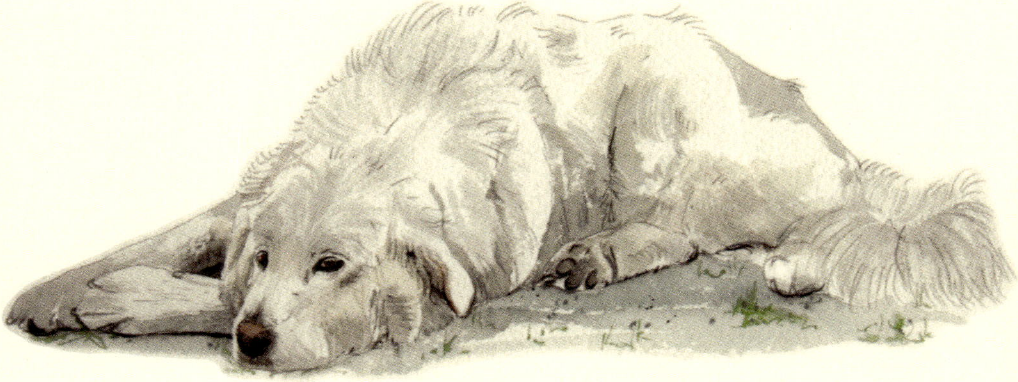